LAS 2 CARAS DE LA EDAD

LAS 2 CARAS DE LA EDAD

Manual para envejecer con plenitud, vitalidad y optimismo

Dr. Mariano Barragán

EDICIONES URANO

Argentina - Chile - Colombia - España
Estados Unidos - México - Uruguay - Venezuela

4ª reimpresión: septiembre, 2012.

© 2009 *by* Dr. Mariano Barragán
© 2009 *by* EDICIONES URANO, S.A.
Vito Alessio Robles 175, col. Hacienda Guadalupe de Chimalistac
México, D.F., 01050, México
 www.edicionesurano.com

ISBN: 978-607-7835-01-1

Fotocomposición: KrearT Servicios Editoriales S.A. de C.V

Impreso por Metrocolor de México, S.A. de C.V.
Calle C.P. Rafael Sesma Huerta No. 17, Col. Parque
Industrial Finsa, El Marqués, C.P. 76240, Querétaro, Qro.

Impreso en México – *Printed in México*

A Carla, mi esposa, con gratitud, admiración y todo mi amor.

A mis seis tesoros: Amelia (mi Sal);
Alejandro (mi Oso); Diana (mi Willy); Melissa (mi Corn);
Andrei (mi Burro) y Megan (mi Osa),
con el invariable amor de siempre de su papá.

*Lo que nos asusta no es morir,
es enfermar, quedar discapacitados,
depender de otros y perder
la habilidad de cuidarnos solos.*

Índice

CAPÍTULO IV. ALIMENTACIÓN Y SUPLEMENTOS EN MEDICINA DEL CONTROL DE LA EDAD

CAPÍTULO V. EL EJERCICIO

CAPÍTULO VI. LA MODULACIÓN HORMONAL

Prólogo

En la vida, digan lo que digan, lo importante son los resultados. ¿Quién iba a pensar, para no ir más lejos, a principios del siglo pasado que un hombre a los 67 años podría hacer el amor igual o mejor que cuanto tenía 30, o que iba a poder jugar tenis con la fuerza y el vigor que tenía a los 35, o simplemente desvelarse hasta las dos o tres de la madrugada sabiendo que tiene un desayuno a las ocho de la mañana y acudir fresco y rozagante a su primera cita del día y terminar en una cena de negocios a las once y media sin sentir el cansancio natural de su edad y comportarse como si tuviera 25? Estos son simples ejemplos de, aunque usted no lo crea, lo que se puede vivir gracias a la nueva tecnología médica, descubrimientos e innovaciones con las que hoy cuenta la humanidad. Eso sí, usted lo único que tiene que hacer es abrir su mente y decir el ya famoso "sí se puede".

Sí, todas las teorías y creencias de años atrás están equivocadas y en este libro se demuestra lo contrario de: *No es lo mismo los tres mosqueteros que veinte años después*. Ya en-

traste a la edad de los "nunca". Los ostiones ya no funcionan igual que antes.

Mi vida está dividida en dos partes: antes de conocer y practicar la **Medicina del Control de la Edad,** y después de haberlo hecho. Soy el testimonio más contundente de que la juventud se puede prolongar, ya que esta especialidad atiende y frena el envejecimiento natural. Al final de este escrito les dejaré mi dirección de correo electrónico para que puedan escribirme y preguntar lo que quieran sobre esto.

Estoy convencido de que nuestro cuerpo responde directa a irremediablemente como una demostración natural de nuestros pensamientos. Ésta es una verdad ya probada y comprobada científicamente en todos los foros del conocimiento humano para entenderla en su real dimensión, hay que vivirla en carne propia. Cada vez que usted piensa: "algo se manifiesta en su cuerpo". Ese pensamiento, si tiene una amenaza, genera adrenalina; si hace un coraje cuando está comiendo, puede inhibirse la secreción de bilis y no hacer bien la digestión; si algo le asusta, su ritmo cardiaco se modifica. ¿Quiere más ejemplos? Nuestro metabolismo cambia y una de las variables más importantes es el tiempo. ¿Por qué no ayudar, de dos maneras, a que este fenómeno no se convierta en desajustes orgánicos y en inclinaciones de carácter que se reflejan en una desarmonía general? Así de simple es el camino, hay que atender el efecto que se presenta en nuestro cuerpo usando esta nueva medicina. Y, desde luego, hay que corregir nuestras costumbres e inclinaciones de carácter para acostumbrar a nuestra mente a causar un estado físico perfecto para lograr la armonía total.

Generalmente cuando somos niños nuestra inclinación de carácter no está propensa a largos periodos de estrés, a pensamientos prejuiciosos y preocupaciones; es con el crecimiento cuando aparecen, en nuestra mente, ciertas creencias que destruyen la armonía natural de nuestro cuerpo. En otras palabras, cambiemos nuestra actitud mental, seamos entusiastas, veamos la vida con optimismo y siempre de manera positiva.

Empecé a entender el proceso de la **Medicina del Control de la Edad,** cuando fui al laboratorio a que me sacaran sangre y ésta fue comparada, en más de 30 componentes, con los valores normales de una persona joven y sana. Así fue como comprendí que la testosterona y la hormona de crecimiento se habían reducido en mi cuerpo con el paso del tiempo, como es natural. Pero no solamente estas dos hormonas fueron analizadas y contrastadas contra una referencia óptima: también analizaron y valoraron todas mis hormonas, los niveles de vitaminas, minerales, enzimas y, a partir de ese análisis, me dieron suplementos necesarios. Es decir, un traje a la medida de acuerdo a mis condiciones. Ahora tengo sangre de "chavo". Esa fue la primera parte. Además, como consecuencia de los resultados, revisiones y valoraciones estimaron la edad aproximada de todos mis órganos y su desempeño. Asimismo se observó mi régimen alimenticio y se hicieron las adecuaciones necesarias en mi dieta cotidiana para lograr un balance de carbohidratos, proteínas y grasas. Otra vez un traje a la medida especial para mí. En este proceso me di cuenta que el ejercicio es parte fundamental para lograr el éxito de esta metodología, yo ya lo hacía en ese momento, sin embargo fui orientado de manera específica conforme a mi edad.

El reto, finalmente, fue que a partir de mi metabolismo y mis condiciones de salud se diseñó un tratamiento especial para mí, para que me hiciera vivir en condiciones óptimas de acuerdo a mi edad, sintiéndome como cuando era joven.

Lo sorprendente fue darme cuenta que semanas después de que mi bioquímica había alcanzado los objetivos médicos, había iniciado mi régimen de ejercicio y balanceado mi alimentación; ese cuadro técnico de laboratorio manifestó una sensación de salud, fuerza y vitalidad comparable únicamente a la que tenía cuando rondaba los cuarenta años.

Yo estudié ingeniería en electrónica, toda la información médica a la que hice referencia *medio* la aprendí preguntándole a los médicos que encontré en mi camino. En este libro el doctor Mariano Barragán les explicará profesionalmente, por su experiencia de años, de una manera científica todo lo que yo comento como un simple e ignorante paciente, de esta maravillosa especialidad: **Medicina del Control de la Edad.**

Ahora mi vida ha cambiado y los invito a aprender y aplicar este proceso que simplemente alarga la vitalidad y la juventud de cualquier ser humano.

Dejo a su disposición mi correo electrónico para cualquier duda o comentario:
javier.valecastilla@yahoo.com.mx

Javier Vale Castilla

Introducción

Antes de dedicarme a la **Medicina del Control de la Edad**, mi especialidad era la psiquiatría y la psicoterapia. Me entrené en Estados Unidos donde viví seis años; regresé a México en 1973 y me dediqué a mi práctica inicial durante 30 años. Más o menos, a finales de los noventa y principios de los dos mil, empecé a notar más y más pacientes mayores de 50 años que me buscaban por diversas dificultades de ajuste que resultaban en una variedad de síntomas predominando, entre ellos, la depresión. También noté que un buen número de ellos no respondía a los manejos psiquiátricos tradicionales; coincidió que alrededor de 2002 comencé a leer temas relacionados con la llamada medicina *antiage*, estos temas llamaron poderosamente mi atención, sobre todo porque parecían ser las herramientas para tratar de manera adecuada a los pacientes que no respondían a la medicina tradicional.

Con el tiempo me tropecé con oportunidades para aprender esta nueva especialidad y acabé entrenándome en **Medicina del Control de la Edad** en el programa patrocinado, en conjunto, por "Cenegenics Education and Research Foundation" (Fundación Cenegenics para la Educación y la Investigación) y la "Foundation for Care Management" (Fundación para el Manejo de Cuidados). Después de terminar el entrenamiento y recibir mi certificación decidí estudiar más para obtener la certificación por el "American Board of Anti-Age and Regenerative Medicine", la cual obtuve en el año de 2007. La práctica de este tipo de medicina requería de la formación de un equipo humano y de equipo médico especializado y esto fue lo que me llevó a reunir ambos en la Clínica NeoVitality que se inauguró en junio del 2007. En los dos años que llevamos tratando pacientes, tenemos suficientes historias médicas que corroboran la eficacia de esta novedosa especialidad.

En este libro trataré de transmitir información acerca de esta nueva medicina, tema complicado que he intentado simplificar para que pueda ser captada por todas las personas, incluyendo las no familiarizadas con terminología médica; expongo casos reales, dese luego, protegiendo la identidad de nuestros pacientes. El objetivo es dar opciones para mejorar, considerablemente, tanto salud como calidad de vida cuando ésta empieza a declinar como resultado del paso del tiempo.

Hasta hace aproximadamente quince años el proceso de envejecer no tenía manera de ser manejado y, por lo tanto, íbamos avejentándonos atenidos a la calidad de nuestros genes, como quiera que éstos fueran. Esto, a menudo, conducía a la pérdida gradual de capacidades físicas, desde agudeza visual pasando por pérdida de fuerza muscular, de solidez ósea y otras disminuciones. Las pérdidas de capacidades físicas son incrementadas por pérdidas de capacidades mentales como problemas frecuentes de memoria, velocidad de procesamiento, dificultades de atención, etc. y, ambas pérdidas, físicas y mentales, son magnificadas por disminución de capacidades emocionales como la autoestima, la depresión, la apatía y el pesimismo. En la actualidad todo esto puede prevenirse.

La buena noticia que este libro transmite es que la medicina moderna con sus avances tecnológicos nos permite mantenernos en la última etapa de la vida no sólo libres de enfermedades degenerativas, sino gozando de plenitud, vitalidad, salud y calidad de vida hasta que ésta termine.

CAPÍTULO I

La opción

Deterioro o renovación, las 2 caras de la edad

Hace aproximadamente un año vi a una mujer de 52 años que se quejaba de depresión, misma que sufría desde hacía diez años. La depresión había sobrevenido pocas semanas después de una histerectomía (extirpación de la matriz) y me decía que había acudido a tres psiquiatras, quienes le habían recetado diversos antidepresivos con los que había obtenido cierto alivio temporal, nunca logrando el estado de ánimo que tenía antes de la operación.

La depresión había ido de mal en peor, tanto que al tiempo de la consulta estaba teniendo dificultades conyugales serias, estaba muy intolerante e irritable y su libido estaba menguando. Además su capacidad de trabajo y productividad había disminuido, no se podía concentrar y experimentaba fatiga desde la mañana. Después de verificar sus niveles hormonales, y encontrarlos deficientes en todos los renglones, le proporcioné un reemplazo hormonal completo en adición a un antidepresivo de uso común. A los pocos días el estado de la señora, se puede resumir en su propia exclamación: *"Nunca pensé que me pudiera sentir bien otra vez"*.

Probablemente una de las capacidades más poderosas del ser humano es su capacidad de decidir. Es ahí donde radican cosas tan fundamentales como la libertad y el libre albedrío. Con esta poderosa facultad tomamos muchas decisiones, por ejemplo la adquisición de una casa, la planeación de una boda, festejo, etc. Sin embargo, aunque parezca **increíble**, no decidimos acerca de lo más preciado que tenemos: **nuestra salud** y la razón por la que no lo hacemos es por el mito de que no tenemos **opción**.

El hecho es que hasta hace pocos años no teníamos **opción** de cómo envejecer y precisamente, por la reciente aparición de esta **opción**, es que pocas personas saben de su existencia. De ahí la importancia de difundirla.

Hasta antes de saber que podíamos programar cómo envejecer estábamos sujetos a las amenazas que dificultaban esta etapa de la vida:

- Pérdidas de capacidades físicas, mentales y emocionales.
- Riesgo creciente de enfermedades degenerativas.

Pérdidas físicas:

- Pérdidas de agudeza visual y auditiva que nos pone torpes y vulnerables.
- Pérdida de masa muscular conocida en medicina como sarcopenia que nos pone débiles.
- Pérdida de densidad ósea conocida como osteopenia y osteoporosis que nos pone frágiles y propensos a fracturas, sobre todo, en la cadera y vértebras lumbares.

- Pérdida de flexibilidad de ligamentos y tendones que nos pone rígidos, nos quita nuestro sentido de equilibrio y nos hace propensos a caídas peligrosas.
- Pérdida de funcionalidad sexual que nos aísla y entristece.

Pérdidas mentales o cognoscitivas:

- Pérdida gradual de la memoria.
- Dificultades de atención y concentración.
- Disminución de velocidad de procesamiento y respuesta.
- Dificultades para aprender nuevas habilidades.

Pérdidas emocionales:

- Pérdida de optimismo y alegría.
- Depresiones frecuentes.
- Pérdida de motivación.
- Desinterés y apatía.

Enfermedades Degenerativas:

- Infartos.
- Embolias.
- Diabetes.
- Osteoporosis.
- Demencias.
- Cáncer.

Cualquier combinación de los puntos anteriores tiene el potencial de crear un panorama de sufrimiento, dolor, discapacidad y dependencia capaz de echar a perder nuestros últimos años.

Con los conocimientos que nos da la medicina moderna es posible hacer cambios de estilo de vida para vivir nuestra segunda mitad de la vida llenos de optimismo, alegría, vitalidad y energía, lo cual nos permitirá disminuir las pérdidas de modo considerable y disminuir también el riesgo de enfermedades degenerativas.

Usted tiene la opción	
Envejecer al azar	**Programar cómo envejecer**
• Volvernos frágiles	• Mantenernos fuertes
• Marchitarnos	• Permanecer vigorosos
• Perder nuestras capacidades	• Conservar masa muscular, claridad mental y sexualidad
• Declinar nuestra autoestima	• Conservar y aun incrementar nuestra autoestima

¿Cuántas veces te has preguntado cómo quieres envejecer?

Seguramente una respuesta frecuente es: "Para qué pensar en eso si falta tanto o si todavía no llego ahí y hoy me siento muy bien", o "ya se me fue el tiempo, no tomé medidas me siento mal y ya es demasiado tarde".

De hecho estas respuestas carecen de la información que nos ha proporcionado la medicina moderna en los últimos diez años y, por lo tanto, las respuestas son incorrectas porque:

- Se puede planear nuestra vejez con 10 a 20 años de anticipación, ya que los mecanismos que nos van deteriorando con el paso del tiempo toman muchos años para producirse.
- Nunca es tarde para interceptar el proceso de deterioro.

Para planear y decidir cómo queremos envejecer es importante saber que no debemos esperar a ser viejos, ya que la forma y velocidad de envejecimiento está basada en nuestro estilo de vida desde nuestra juventud, sin embargo si ya lo somos es necesario saber que podemos detener el deterioro, no importa el grado al que éste haya llegado. Dicho en otras palabras:

¡El deterioro se puede disminuir en cualquier momento!

CAPÍTULO II

¿Por qué envejecemos?

Mecanismos conocidos de envejecimiento y
deterioro. ¿Cómo interceptarlos?

Fue grande la sorpresa de un paciente de 74 años cuando le expliqué que estaba envejeciendo por cinco mecanismos en diversos porcentajes cada uno, de este modo le describí que su proceso de envejecimiento se debía a:

- Oxidación por radicales libres   20%
- Inflamación silenciosa   10%
- Glicosilación de proteínas   15%
- Declinación de niveles hormonales   35%
- Deterioro mitocondrial   20%

Fue aún mayor su sorpresa cuando le describí cómo íbamos a contrarrestar cada uno de ellos y, realmente quedó extasiado cuando, a las seis u ocho semanas se empezó a sentir fuerte, ágil, alegre y, sobre todo, al ver en la báscula que había perdido el sobrepeso que había padecido los últimos 25 años.

Otro paciente de 68 años se refirió a su evaluación diciéndome: "Es que con tus métodos, lo que sacamos es como un estado de cuenta, al que podemos referirnos cuando vamos progresando".

Los dos ejemplos anteriores son de personas mayores de 50, pero también hay en quienes estos mecanismos de envejecimiento ya se notan en su aspecto, su postura o en su desempeño, a partir de los 40 o 45 años.

Los adelantos médicos de los últimos 25 años nos permiten, en la actualidad, identificar, casi en su totalidad, los principales mecanismos que producen el envejecimiento y el deterioro en los seres vivos. Por supuesto al conocerlos estamos en posición de interferir con ellos, logrando uno de los objetivos principales de la **Medicina del Control de la Edad**, esto es: retardar el ritmo del envejecimiento y deterioro para conseguir más años de salud y calidad de vida.

Todos los mecanismos físicos están sujetos a un proceso de desgaste y un ejemplo común es el de las partes móviles de un motor. La fricción de unas partes con otras va produciendo un desgaste que conduce, en último término, a la falla del motor. Del mismo modo, nuestros cuerpos sometidos al tiempo se van desgastando con el uso, pero por fortuna las investigaciones de la gerontología (ciencia que estudia el proceso de envejecimiento producido por el paso del tiempo) identifican claramente cinco mecanismos que participan en más del 90% de este desgaste y también la misma gerontología nos ofrece soluciones que retardan estos mecanismos.

Al envejecer somos presa de las llamadas enfermedades crónico-degenerativas cuyos principales representantes son:

- Infartos y embolias.
- Diabetes mellitus.
- Osteoporosis.
- Demencias.
- Cáncer.

Y es que en la raíz misma de las causas de estas enfermedades degenerativas está el desgaste producido por el paso del tiempo. Por lo tanto, si interferimos con este deterioro no sólo retardamos nuestro envejecimiento, sino también podemos, simultáneamente, prevenir el surgimiento de estas enfermedades que, juntas, constituyen el 92% de las causas de muerte, y de sufrimiento y pérdida de calidad de vida en la vejez.

Los cinco mecanismos claramente identificados como causas de desgaste y deterioro y como productores de enfermedades degenerativas son:

1. Oxidación por radicales libres.
2. Inflamación silenciosa.
3. Glicosilación de proteínas.
4. Declinación de niveles hormonales.
5. Deterioro mitocondrial.

Oxidación por radicales libres

La oxidación, vista desde la óptica de estructura atómica, es la pérdida de electrones de un átomo con su consecuente falla estructural.

Los radicales libres son moléculas que poseen átomos inestables cuya carga desequilibrada los hace robar electrones de átomos vecinos dañando su estructura. Cuando este daño se produce en sectores celulares tan preciados como las membranas celulares, las mitocondrias y el DNA celular, notamos fácilmente que la oxidación, con el paso del tiempo, es un factor de deterioro de casi todas las partes de nuestro cuerpo.

El resultado final de esta pérdida de electrones varía desde muerte celular (apoptosis) pasando por ineficiencia de receptores de membrana, hasta la pérdida de energía celular y mutaciones de DNA que podrían, a la larga, convertirse en una célula maligna que puede ser el inicio de un tumor canceroso.

La oxidación puede ser combatida con el uso de sustancias antioxidantes de las que existe una gran variedad. Es importante notar que la capacidad antioxidante de la persona va declinando con la edad, y se vuelve ineficiente alrededor de los 50 años.

Los principales antioxidantes conocidos son las vitaminas E y C, el selenio, los polifenoles, el resveratrol y, de manera natural en el cuerpo, el glutatión y la superoxidodismutasa SOD. Dada la natural declinación de antioxidantes con la edad, resulta evidente que es saludable tomarlos después de los 40 años.

Inflamación silenciosa

Si bien es cierto que los mecanismos de inflamación nos ayudan a protegernos de invasores externos siempre existen daños colaterales como resultado de esta batalla. Ya numerosos estudios señalan a la inflamación silenciosa como la causa de inicio de las enfermedades crónico degenerativas como la diabetes y las cardiopatías, entre otras.

Una gran parte de la inflamación silenciosa está mediada por moléculas llamadas pro-inflamatorias que se producen, fundamentalmente, en el tejido graso y en específico en la llamada adiposidad central (grasa abdominal). Existe una gran variedad de moléculas pro-inflamatorias como las citokinas, quemokinas, leucotrienos, trombohexanos, prostaglandinas, interleukinas, etc.

En diciembre del 2005 la revista Discovery publicó un artículo llamado *"¿Se puede curar el Envejecimiento?"*, en el que se afirma que los gerontólogos han rectificado mucho de lo que se conocía por la sabiduría popular acerca del envejecimiento. Ellos dicen que envejecer *"es algo que nuestros cuerpos crean como un efecto colateral del Sistema Inflamatorio que nos protege contra las enfermedades infecciosas".* El artículo también decía que *"mientras nos defendemos contra los invasores, nos causamos daños masivos, envenenando nuestros órganos y lastimando nuestros tejidos, en otras palabras, somos nuestro peor enemigo".*

En la actualidad podemos medir el grado de inflamación silenciosa con un marcador que indica el grado de ésta. A este marcador se le ha llamado Proteína C Reactiva de alta sensibilidad, que es una proteína del plasma que se eleva durante la inflamación y que al determinar su nivel, con procedimientos de alta sensibilidad, nos damos cuenta, cuantitativamente, del grado de inflamación existente en nuestro cuerpo.

Un buen ejemplo de lo anterior es el hecho de que la Proteína C Reactiva es un antecedente muy preciso de un futuro ataque cardiaco, tan fiel como la medición de la presión arterial o las determinaciones de colesterol.

La inflamación aumenta con la edad y es por ello que si aspiramos a envejecer bien, hay que vigilar y contrarrestar la inflamación silenciosa.

La inflamación silenciosa es tratable y puede ser drásticamente inhibida con una dieta adecuada y cambios de estilo de vida como:

- Alejarse de grasas poli-insaturadas y grasa Trans.
- Aumentar el consumo de frutas y verduras.
- Optar por dietas de bajo índice glicémico (descritas con más detalle en el capítulo IV).
- Hacer ejercicio regularmente (ver recomendaciones en el capítulo V).
- Mantener la grasa corporal abajo del 22% de nuestra composición corporal.

- Tomar Aspirina cotidianamente en dosis bajas.
- Complementar la dieta con ácidos grasos Omega-3.
- Ingerir curcumina, ajo, jengibre, granada, luteolina, ácido alfa-lipoico, 5-loxina, y vitaminas K y E

Glicosilación de proteínas

Éste es un término que parece un jeroglífico pero que resulta fácil de explicar. La glicosilación de proteínas no es más que el azucaramiento de las proteínas. Éstas, al mezclarse con azúcares generan unos productos tóxicos que se conocen en inglés por sus iniciales: AGE'S (Advanced Glycation End Products) y que en español sería: productos avanzados de glicosilación. Estos reaccionan con ciertos receptores en las células produciéndose lo que se podría llamar: basura intracelular. Un ejemplo es la formación de opacidades en el cristalino conocidas comúnmente como cataratas y, en realidad, hay muchos ejemplos más de basuras intracelulares altamente nocivas.

La esencia de este mecanismo es la siguiente: Nuestro cuerpo está hecho, fundamentalmente, de proteínas, éstas constituyen la mayor parte de la estructura de cada una de nuestras células. La mayor parte de nuestras funciones vitales son llevadas a cabo por moléculas de proteínas de donde se desprende que, prácticamente, nuestra salud depende de su buen funcionamiento. Para que las proteínas funcionen bien necesitan conservar su estructura y una de las formas más frecuentes para que ésta se altere, es cuando se produce el cruzamiento con ciertos azúcares o carbohidratos, y a esto, se le llama glicosilación de proteínas.

Un ejemplo burdo, que si bien no es literal, ilustra lo anterior, es que se podría comparar una proteína con un ostión flexible y resbaloso (como de hecho lo son las proteínas). Un gramo de azúcar, por otro lado, es pegajoso y espeso, de forma tal que si le pusiéramos azúcar a un ostión y lo metiéramos al horno se volvería rígido y pegajoso. Cuando le hacemos esto a las proteínas, éstas funcionan mal, pierden sus propiedades básicas y envejecen, asimismo los órganos y tejidos se deterioran y terminan en alguna enfermedad degenerativa.

A los azúcares que dañan nuestras proteínas se les denomina glicotoxinas y, fundamentalmente, vienen de azúcares refinadas, almidones y, en general, de carbohidratos de alto índice glicémico (mejor descrito en el capítulo IV).

El exceso de carbohidratos, proveniente de nuestros malos hábitos alimenticios, provee de azúcar a las proteínas y hace que el páncreas se vea obligado a producir insulina para bajar el nivel de azúcar en la sangre, esto lo hace metiendo este exceso a las células. Las llaves que abren las válvulas de entrada de azúcar a las células son los receptores de insulina. La dificultad aquí, es que el exceso de carbohidratos refinados (azúcares y almidones) hace que se vayan necesitando más y más cantidades de insulina para dejar pasar los carbohidratos al interior de las células (a esto se le llama resistencia a la insulina), esto, a su vez, obliga al páncreas a producir más y más insulina hasta que se agota y empieza a fallar produciéndose la llamada diabetes tipo II.

Antes de producirse la diabetes los altos niveles de insulina (también conocida como la hormona de almacenamiento) promueven el depósito de grasa en nuestras células y con ello se desarrolla el sobrepeso y la obesidad, ambos enemigos del envejecimiento saludable.

Es importante mencionar que un factor que incrementa de manera notable la cantidad de glicotoxinas en nuestro cuerpo, es el procesamiento (cocinar) de nuestros alimentos, sobre todo cuando los sometemos a temperaturas mayores de 120 grados centígrados. Desde el punto de vista de contenido de glicotoxinas, los alimentos ricos en grasas y proteínas contienen de 12 a 30 veces más glicotoxinas que los alimentos en el grupo de los carbohidratos. Por otro lado, las frutas frescas, las verduras, los granos, las nueces y otros alimentos no procesados y no refinados contienen muy bajos niveles de glicotoxinas.

Al cocinar los alimentos se producen diferentes cantidades de glicotoxinas dependiendo del método de preparación, por ejemplo: al cocer en agua un kilo de carne de res se producen 22 unidades por gramo de glicotoxinas y en cambio, al asar 15 minutos la misma cantidad de carne, se producen 60 unidades de glicotoxinas por gramo, y esto es derivado de la temperatura. Cocer en agua hirviendo la carne, requiere de mucho menor temperatura que asarla. Normalmente para hacer carne asada utilizamos temperaturas que superan los 200 grados centígrados, mientras que para hervirla se requieren 100 grados centígrados o menos.

Como en el caso de la inflamación silenciosa, aquí en el sector de glicosilación de proteínas también disponemos de una determinación de laboratorio para estimar el grado con el que estamos usando este nocivo mecanismo. Este marcador se conoce con el nombre de hemoglobina glicosilada o HbA1, el cual nos permite vigilar este importante factor y mantenerlo lo más bajo que podamos.

Ciertos cambios en nuestra dieta y estilo de vida, nos permitirán mantener bajo este importante factor de envejecimiento y desgaste:

- Evitar exceso de carbohidratos refinados y almidones.
- Consumir de preferencia carbohidratos de bajo índice glicémico (como los descritos en el capítulo IV).
- Incorporar ejercicio a nuestra rutina cotidiana.
- Procurar comer alimentos que requieran poco cocinado o nulo, sobre todo frutas, verduras, granos enteros y ensaladas.

• Las ensaladas diarias deben ser aderezadas con aceite de oliva extra virgen en cantidades generosas.

• Ciertos suplementos alimenticios como la carnosina y la carnitina tienen la virtud de interferir directamente con la glicosilación de proteínas lo cual es muy saludable.

Declinación de niveles hormonales

En apariencia existe una relación recíproca entre la declinación de nuestras hormonas y el paso del tiempo, es decir, con la edad disminuyen paulatinamente los niveles de las principales hormonas y, al mismo tiempo, esta disminución causa el envejecimiento y el desgaste de nuestros órganos y nuestras funciones.

Para ilustrar esto, veamos un ejemplo de qué ocurre con nuestros músculos. A partir de los 40 años perdemos 5% de masa muscular hasta llegar a los 50, después este porcentaje se duplica, es decir, perdemos 10% de masa muscular por cada 10 años hasta llegar a los 70. A partir de los 70 se duplica de nuevo perdiendo 20% cada década de ahí en adelante. Las cifras anteriores sólo se aplican a personas que no hacen ejercicio.

Tomemos tres hormonas que conservan y aún incrementan la masa muscular a cualquier edad:

• La dehidroepiandrosterona conocida comúnmente como DHEA.
• La testosterona sobre todo en su forma libre.
• La hormona de crecimiento.

A la pérdida de masa muscular se le conoce en medicina con el nombre de sarcopenia, que ocurre a partir de los 40 años. Esta pérdida se acelera al ocurrir la declinación hormonal por la edad, de este modo los niveles de las tres hormonas mencionadas van gradualmente disminuyendo y casi desaparecen después de los 65 años, pero la buena noticia es que la medicina actual está en condiciones de determinar, con gran precisión, los niveles de estas hormonas y restaurarlos con hormonas bioidénticas hasta hacerlos compatibles con los niveles hormonales de una persona joven de entre 40 y 45 años. De este modo nos permiten conservar nuestra masa muscular y aún incrementarla. Esto, a su vez, hace que envejezcamos conservando nuestra fuerza física, evitando la tradicional fragilidad de los ancianos que nos vuelve temblorosos y débiles por falta de masa muscular.

Lo que he dicho en el ejemplo de la masa muscular es también cierto en otros parámetros, como por ejemplo el hecho de que el porcentaje de grasa corporal tiende a aumentar con la edad y, también tiene relación con los niveles de nuestras hormonas. Otro ejemplo común es la conservación de nuestro deseo y buen funcionamiento sexual. El mantenimiento de nuestros huesos fuertes y bien mineralizados está influenciado por nuestros niveles hormonales y, conservándolos, se puede evitar la osteopenia y la osteoporosis (huesos frágiles y desmineralizados) y sus frecuentes fracturas tanto en la cadera como en los cuerpos vertebrales, por igual en mujeres y en hombres. Estas fracturas nos pueden conducir a diez o quince años de discapacidad y a mucho sufrimiento en los últimos años de nuestra vida.

Las hormonas también participan en la conservación del buen estado de nuestros vasos sanguíneos, coronarios y cerebrales, interfiriendo con la llamada disfunción endotelial, que es el deterioro de la membrana de recubrimiento interno de las arterias y el paso inicial para su obstrucción por placas de ateroma (colesterol). También mantienen a nuestras neuronas en buen funcionamiento, evitando el deterioro y la demencia senil, así como a muchos órganos, aparatos y sistemas. Pero quizá, en el área en la que sus efectos son más claros, es en el estado de ánimo que se vuelve apático, desinteresado e indiferente cuando ciertas hormonas están bajas, llegando a estados peligrosos de depresión y pesimismo. Todo esto se puede revertir a bienestar, optimismo y motivación deseadas al restaurar los niveles hormonales a aquellos compatibles con 40 o 45 años de edad.

Cabe señalar que la restauración hormonal es deseable en el caso de todas las hormonas con excepción de dos cuyos niveles deben mantenerse en el tercio inferior de la normalidad. Estas hormonas son la insulina y el cortisol. La primera porque su exceso tiende a almacenar grasa y a terminar en diabetes y, la segunda, porque es la hormona del estrés y si sus niveles se elevan, se almacena grasa y se fomenta el aumento de glucosa en sangre.

Las principales hormonas que deben vigilarse no son sólo las sexuales, sino también:

- Hipofisiarias, como la hormona luteinizante y la hormona folículo-estimulante.
- Melatonina, producida por la glándula pineal y responsable de nuestra calidad de sueño y de propiedades antioxidantes y anticancerígenas.
- Hormonas tiroideas, principalmente porque con la edad, aumenta la frecuencia de falla de éstas, sobre todo en una enfermedad poco diagnosticada conocida con el nombre de hipotiroidismo subclínico, responsable de problemas de control de peso y decaimiento después de los 50 años.
- Dehidroepiandrosterona (DHEA) precursora de las principales hormonas sexuales y responsable de nuestra libido, mantenimiento óseo, muscular, nivel de energía, vitalidad y optimismo.

En resumen, mantener niveles hormonales juveniles nos puede ayudar a preservarnos sanos, fuertes, optimistas, de buen estado de ánimo, claros de mente y funcionando adecuadamente en la esfera sexual.

Deterioro mitocondrial

Las mitocondrias son unos organelos microscópicos en el interior del citoplasma celular. Estos organelos son las fábricas de energía en cada una de las células de nuestro cuerpo, pero con el paso del tiempo se va desgastando el llamado ADN (ácido desoxi-ribonucleico) en su interior causando una pérdida gradual de su eficiencia para producir energía. Cuando este quebranto de capacidad alcanza un cierto nivel nuestra energía disponible decae y, con ella, se va nuestra memoria, nuestra capacidad de concentración, nuestro entusiasmo y nuestro grado de interés por el entorno y por nuestra vida. Con esta baja de energía la eficiencia de nuestros órganos en general también empieza a declinar y de este modo perdemos aptitud para digerir y procesar los alimentos, para desintoxicarnos, para mantener una buena circulación, para oxigenarnos adecuadamente, etc.

El número de mitocondrias en una célula varía dependiendo del organismo particular y del tipo de tejido. Una célula humana puede tener desde algunas docenas hasta varios miles. El 98% de la energía de cada célula se produce en ellas a partir de ciclos oxidativos que llevan a la formación de compuestos fosforilados como el ATP y el ADP (adenosin tri-fosfato y adenosin di-fosfato respectivamente).

Una de las consecuencias del ciclo de producción de energía es la creación de radicales libres cuyo papel oxidativo nocivo se describió en los párrafos de oxidación de este mismo capítulo. En todo caso, al declinar con la edad, la función mitocondrial baja considerablemente la energía celular y baja, también, la vitalidad y buen funcionamiento de órganos tan importantes como el cerebro y el corazón y, en muchos casos, el funcionamiento total del cuerpo.

El deterioro mitocondrial es susceptible de ser combatido con suplementos como:

- Aminoácidos varios.
- Aceti-L carnitina.
- Ácido alfa lipoico.
- Carnosina.
- Benfotiamina.
- Coenzima Q 10.

Las cinco causas de envejecimiento descritas interactúan reforzándose unas a las otras creando círculos viciosos que nos deterioran, nos enferman, nos debilitan y acaban por incapacitarnos y hacernos dependientes de otros.

De este modo, por ejemplo, la oxidación es incrementada de forma notable por la glicosilación de proteínas, por el deterioro mitocondrial, por la falla hormonal y por la inflamación silenciosa y así sucesivamente, cada una de las cinco es incrementada y reforzada por las otras cuatro causas creándose cadenas que terminan por producir malestar, enfermedad y pesar en la vejez.

La gran ventaja de conocer estos mecanismos es que disponemos actualmente de medios eficaces para contrarrestarlos, todos y cada unos de los cinco mecanismos son susceptibles de ser interceptados y es de gran importancia actuar sobre ellos en forma simultánea ya que esto retardaría nuestro desgaste y deterioro dándonos la gran esperanza de permanecer bien y vitales hasta el fin de nuestras vidas.

Una de las verdades fundamentales de la medicina es que cada ser humano tiene un organismo que funciona diferente, esta verdad hizo que el gran médico Claudio Bernard dijera: *"No hay enfermedades sino enfermos"*. Por supuesto esta diferencia también se manifiesta en el área de mecanismos de envejecimiento y es que cada persona utiliza un mecanismo de envejecimiento predominante, dos o tres de grado intermedio y uno o dos de manera mínima. Por consiguiente, al evaluar los mecanismos de envejecimiento es importante medir el grado de cada uno de estos para interferir con ellos de manera proporcional y adecuada. Y así tendremos que, una persona que esté usando mecanismos de oxidación de manera predominante requerirá con más urgencia y apremio de antioxidantes comparado con otra persona que oxida de manera mínima. De este modo resulta muy importante ser preciso en las medidas que se toman para interferir con cada mecanismo de envejecimiento y dar a cada individuo su importancia proporcional y adecuada.

CAPÍTULO III

Medicina del Control de la Edad

Rejuveneciendo con el paso del tiempo.
La llave del bienestar

Para fundamentar **la opción** delineada en el capítulo I, nació la **Medicina del Control de la Edad**.

Como antecedente, es preciso mencionar que la medicina anti-envejecimiento se originó en Estados Unidos y se llamó Anti Age Medicine, ésta, desde su inicio, intentaba descifrar las causas del deterioro por la edad y, sobre todo, intentaba ver si se podía interferir con ellas para garantizar una vida que no tuviera, en su última etapa, largos años de sufrimiento. Con el tiempo se lograron estos objetivos, aunque también ocurrió un cambio en su objetivo, pues se empezó a poner más énfasis en prolongar la vida humana y, con ello, se dieron una serie de proclamas audaces y no probadas en este renglón. Como reacción, un grupo de médicos comprometidos con la verdad y con altos estándares éticos, se separó del movimiento Anti-Age y fundó una nueva corriente llamada "Age Management Medicine" (**Medicina del Control de la Edad**), ya enfocada completamente a interferir con los procesos de declinación, pero absteniéndose de falsas promesas de alargar la vida. De este modo la **Medicina del Control de la Edad** se concretó a ofrecer salud, energía, fuerza y vitalidad en la última etapa de la vida sin alterar su duración ni intentar prolongarla, ya que esto no es posible a la luz del conocimiento actual.

El efecto neto es simple y se diría que con la **Medicina del Control de la Edad** ahora es posible prolongar la actividad y la fuerza por más tiempo, deteniendo el deterioro de funciones vitales, evitando enfermedades degenerativas tales como las cardiopatías, diabetes, osteoporosis, demencias seniles y cáncer y, de este modo, disfrutar de claridad mental, óptima función sexual y continuar plenos de vigor, energía, agilidad y fuerza por la totalidad de nuestra vida sin importar la duración de ésta.   El segmento de población más beneficiado abarca a los adultos de ambos sexos, de los 40 años en adelante. Este sector tiende a aumentar considerablemente ya que la explosión demográfica de los "Baby Boomers" (personas que nacieron entre 1945 y 1960) ya entró de lleno en este segmento.

Con el actual desarrollo de la **Medicina del Control de la Edad** existe pues la opción delineada en el capítulo anterior, de tal modo que, al conocerla, todos podemos tomar medidas y modificar nuestro estilo de vida para mantenernos fuertes, claros y optimistas y, si bien algunas partes de la **Medicina del Control de la Edad** no están al alcance de muchos presupuestos, el grueso de sus medidas si lo están.

Los enemigos de envejecer con salud y fuerza son la desinformación y la ignorancia en aquellas personas que no conozcan la **opción** o, la pasividad y la desidia en aquellas que, conociéndola, no modifiquen su estilo de vida y no tomen las medidas necesarias. La mayoría de la gente está en capacidad de tomar medidas parciales o completas para envejecer mejor.

Si en tradiciones tan sabias como el budismo se tiene a la vejez como una de las cuatro causas mayores de sufrimiento, junto con el nacimiento, la enfermedad y la muerte, ahora, gracias a la **Medicina del Control de la Edad** podemos tener una gran calidad de vida en nuestra vejez y, de este modo, librarnos de enfermedades, sufrimientos, discapacidades diversas y deterioro mental.

Al mantenernos vitales y fuertes estaremos libres de depender de los demás y podremos disfrutar de nuestro patrimonio, de nuestra experiencia y sabiduría, y de nuestra creatividad y capacidad de trabajo y productividad. El tiempo libre dejará de ser una carga de aburrimiento y pesadez para convertirse en un tiempo de oportunidades y aprendizaje sin fin.

La **Medicina del Control de la Edad** empieza por hacer una evaluación a fondo con un historial médico exhaustivo, diagnósticos con aparatos especializados y análisis de laboratorio. Todo lo anterior pone en relieve no sólo el estado de salud de la persona, situación que se lograría con un check up médico tradicional, sino que también, en este caso, incorpora tecnología médica de punta cuyo propósito es resaltar los marcadores conocidos y aceptados de desgaste o deterioro en cada uno de nuestros aparatos y sistemas, diagnosticando la edad biológica de cada parte de nuestro cuerpo. Se hace también, un agudo escrutinio de las áreas específicas de origen de las enfermedades degenerativas más comunes con el objeto de establecer un adecuado control de riesgo de cada una de ellas.

De este modo se evalúan:

- La composición corporal.
- El perfil de lípidos.
- Otros factores de riesgo para los vasos sanguíneos coronarios y cerebrales tales como proteína C reactiva, homocisteína, fibrinógeno, etc.
- Marcadores de metabolismo de carbohidratos como niveles de glucosa, insulina y hemoglobina glicosilada.

- Densitometría de todo el esqueleto para evaluar el estado de mineralización de los huesos.
- Una prueba de habilidades cognoscitivas especializada y estandarizada llamada "Neurologic Chronometric Assesment" (Evaluación cronométrica neurológica).
- En algunos casos marcadores específicos de tumores.

Por último, la **Medicina del Control de la Edad** determina los niveles de las principales hormonas con el objeto de restablecerlas a los niveles que existen en una persona de entre 40 y 45 años, con excepción de la insulina y cortisol que por ser hormonas de desgaste, se tratan de mantener dentro del tercio inferior de la normalidad.

A continuación presentamos un cuadro que describe las diferencias básicas entre una evaluación de **Medicina del Control de la Edad** y un check up tradicional.

EVALUACIÓN MEDICINA DEL CONTROL DE LA EDAD	CHECK UP NORMAL
• Basado en medicina de vanguardia que busca mantener una salud óptima evitando la enfermedad.	• Basado en el Dictum de medicina tradicional que busca diagnosticar y componer lo descompuesto.
• Diagnostica las edades biológicas de los principales órganos.	• No lo hace.
• Maneja las edades biológicas bajándolas a cifras menores a la edad cronológica.	• No lo hace.
• Mide los niveles hormonales de las hormonas responsables de nuestra calidad de vida y deterioro lento.	• No lo hace.
• Restablece los niveles hormonales a aquellos que existen entre los 40 y los 45 años de edad.	• No lo hace.
• Mide las principales variables cognoscitivas: atención, memoria, velocidad de respuesta, etc., para diagnosticar y anticiparse a un posible deterioro demencial en el futuro.	• No lo hace.
• Motiva a los pacientes a cambiar de estilo de vida; como nutrirse adecuadamente, hacer ejercicio y tomar suplementos. En otras palabras, a hacerse responsables del efecto del paso del tiempo sobre ellos.	• Lo hace parcialmente enfatizando lo que está mal. Los pacientes no son motivados a cambiar, sólo son informados de lo que está mal.
• Se centra en tendencias para cambiar trayectorias de deterioro.	• Se centra en variables consumadas y establecidas de antemano.

Las clínicas especializadas en **Medicina del Control de la Edad**, se iniciaron en Estados Unidos y años después se han expandido a otros lugares del mundo y el movimiento continúa creciendo.

La **Medicina del Control de la Edad** no pretende alargar la vida, sino permitir que las últimas décadas de ésta se vivan con calidad, energía, entusiasmo y vitalidad.

El siguiente diagrama ilustra lo anterior:

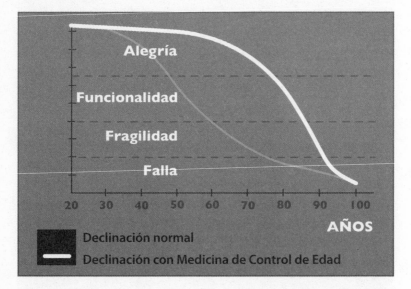

En el diagrama notamos que el declive de desgaste y deterioro, que empieza a partir de los 40 años, es sustituido por una curva tipo rectángulo que permite llegar al final de la vida en condiciones óptimas de energía, sexualidad, fuerza, claridad mental, con defensas inmunológicas excelentes, y libres de enfermedad y discapacidad como sea posible. Esto es equivalente a una cirugía plástica interna que ajusta y reacondiciona nuestro funcionamiento a la máxima capacidad igual a la que tuvimos a los 40 años.

Los cuatro pilares de la Medicina del Control de la Edad

Esta medicina se apoya en cuatro áreas fundamentales que, a modo de las cuatro patas de una mesa, sostiene nuestra salud por muchos años después de que ésta empiece a declinar por el paso del tiempo, y son:

Nutrición y suplementos.
Ejercicio físico.
Restitución de niveles hormonales.
Manejo del riesgo de enfermedades degenerativas.

I. Nutrición y suplementos

Si aprendiéramos a alimentarnos correctamente podríamos alcanzar, como consecuencia, una salud correcta. Ésta, a su vez, estaría apoyada en una adecuada composición corporal con un índice de masa corporal inferior a 25 y con un porcentaje de grasa corporal de alrededor de 20%. La alimentación apropiada está delineada con más detalle en el capítulo IV, pero en forma resumida y a modo de introducción se podrían describir sus puntos básicos:

• Comer diariamente entre cinco y siete porciones de frutas y/o verduras de preferencia sin procesar (crudas).
• Evitar el exceso de grasas animales y carnes rojas.
• Evitar el exceso de carbohidratos nocivos (de alto índice glicémico).
• Tomar grasas saludables
• Consumir carbohidratos sanos (de bajo índice glicemico).

Además debemos acompañar nuestra dieta diaria con nutrientes esenciales que nuestra comida cotidiana no provee en cantidad suficiente, como calcio, magnesio, cromo, vitaminas A, B, C, D y E, ácidos grasos Omega 3, algunos aminoácidos y algunos productos vegetales para interceptar la oxidación y el deterioro mitocondrial (detallados más adelante en el capítulo IV).

Las metas de la nutrición propuesta por la Medicina del Control de la Edad son simples:

- Maximizar los resultados de la optimización hormonal: Su programa nutricional personalizado deberá ser diseñado para mantener su azúcar en sangre y su insulina en niveles bajos y, de este modo, cancelar su efecto contrario a la optimización hormonal.
- Prevenir enfermedades: Las toxinas nos llevan a un estado de salud precario. Desde el uso excesivo de los antibióticos y otros medicamentos hasta verdaderos venenos dietéticos y excesos calóricos tales como las grasas saturadas, las grasas Trans, la harina refinada, las azúcares, los preservativos, los colorantes, los sabores artificiales y los endulzantes artificiales; incluir en su dieta alimentos densos en nutrientes que remuevan los tóxicos artificiales puede regresarlo a un excelente estado de salud. Los fitonutrientes apetitosos (como los carotenóides, flavonoides, isoflavonas, lignans, ácidos grasos Omega 3) pueden promover un manejo adecuado del envejecimiento y ayudar a prevenir el cáncer.
- Incrementar las funciones inmunológicas: El sistema inmunológico es prácticamente milagroso, alimentado de manera adecuada nos defiende de invasiones de virus, bacterias y aun de células cancerosas sin que ni siquiera nos enteremos.
- Su plan de alimentación personalizado deberá centrarse en una dieta alta en fitonutrientes (verdaderos soldados contra la enfermedad); ácidos grasos esenciales (ladrillos necesarios para la construcción de prostaglandinas protectoras en cada célula), proteínas magras (esenciales para el crecimiento, la producción

de energía, la producción de hormonas, la producción de enzimas y el equilibrio ácido básico) y fibra (auxiliar para bajar el colesterol, estabilizar la glucosa en sangre, prevenir la obesidad, el estreñimiento, el cáncer de colon y las hemorroides).

2. Ejercicio Físico

La práctica del ejercicio físico es fundamental para la conservación de la salud. Además de ayudar a conservar nuestra composición corporal adecuada nos mantiene y aun incrementa la suficiente masa muscular para conservar la fuerza física y no volvernos frágiles y dependientes. El ejercicio debe de ser completo y para ello se necesita que sea de tres tipos:

- Aeróbico o cardiopulmonar para mejorar la eficiencia de nuestra oxigenación y circulación sanguínea correcta. Esto nos da capacidad cardiopulmonar que es lo que se conoce, comúnmente, como condición física que a su vez repercute positivamente sobre nuestras condiciones mentales y emocionales.
- De resistencia, este ejercicio se hace con pesas o aparatos diseñados para trabajar grupos musculares específicos contra una resistencia o peso. Su enorme ventaja es la conservación e incremento de la masa muscular para permanecer fuertes y mantener la figura.
- De estiramiento o flexibilidad, a esta modalidad pertenecen el Hatha Yoga, los Pilates y los ejercicios comunes de estiramiento muscular, los cuales nos ayudan a mantenernos ágiles y a conservar la flexibilidad y la coordinación de movimientos, y dan como resultado un mejor equilibrio disminuyendo así el riesgo de caídas peligrosas y sus consecuencias.

3. Restitución de niveles hormonales

Antes se creía que como consecuencia de envejecer declinaban la mayoría de las hormonas vitales. Hoy sabemos que envejecemos, entre otros factores, porque las hormonas vitales declinan y, cuando esto ocurre, declinamos física, mental y emocionalmente.

La **Medicina del control de la Edad** reestablece los niveles de las principales hormonas hasta hacerlos compatibles con edades juveniles evaluando cuidadosamente tanto contraindicaciones como riesgos y tomando decisiones conjuntas con el paciente después de informarlo con detalle.

4. Manejo del riesgo de enfermedades degenerativas

Todas las enfermedades degenerativas propias de la edad se originan de los mismos factores que causan el envejecimiento y, estos factores ya fueron descritos en el capítulo anterior. Pero lo importante es que la medicina moderna posee la capacidad de frenar e interceptar estos factores y con ello evitar estas enfermedades que causan sufrimiento y promueven discapacidad y dependencia en la última etapa de nuestra vida. El 92% de las enfermedades degenerativas están comprendidas en estos cinco grupos:

- Infartos y embolias.
- Diabetes mellitus.
- Osteoporosis.
- Demencias.
- Cáncer.

El cuidadoso control de riesgo que hace la **Medicina del Control de la Edad** disminuye considerablemente la posibilidad de contraer cualquiera de estas enfermedades.

CAPÍTULO IV

Alimentación y suplementos en Medicina del Control de la Edad

Comiendo para rejuvenecer.
La mejor medicina

Comúnmente creemos que la alimentación sólo debe ser modificada en aquellos pacientes que padecen sobrepeso en diversos grados. Esto es un grave error, veamos los siguientes dos ejemplos:

En el caso de un profesionista de 58 años, excedido de peso por 20 kilos y con un índice de masa corporal que lo situaba en obesidad, el mero hecho de enseñarle a comer y a establecer hábitos alimenticios en base a consumo de una dieta balanceada, con uso de carbohidratos de bajo índice glicémico, y a consumir Súper-alimentos lo llevó al peso ideal y a la conservación de éste en cinco meses, pero lo más notable no fue su pérdida de peso sino su sensación de bienestar.

Por otro lado tenemos el caso de una mujer de 49 años cuyo peso e índice de masa corporal estaban dentro de límites normales, esto es, no necesitaba disminuir su peso ni su porcentaje de grasa corporal. Pese a lo anterior, adquirió hábitos sanos para alimentarse y experimentó una gran mejoría al hacerlo, sobre todo en el renglón de energía para desempeñar sus actividades. Esta paciente estaba tan entusiasmada que me trajo recetas diseñadas por ella de *"exquisitos platillos"* dentro de los límites sanos.

Alimentación:

Si vamos a ser responsables en el asunto de envejecer, renovándonos en vez de deteriorarnos, la primera línea a modificar en nuestro estilo de vida tiene que ser la alimentación.

La triste realidad es, que en lo referente a lo que comemos, la ignorancia y la gula son los dos enemigos cruciales para envejecer bien.

En el sector de la ignorancia podemos señalar varios puntos concretos:

- Grandes sectores de población, que incluyen personas educadas y profesionistas, no saben dividir los alimentos en carbohidratos, proteínas y grasas.
- La mayor parte de las personas ignora cuál es la cantidad saludable de estos alimentos para mantener un peso corporal ideal y un porcentaje de grasa por abajo del 24%.
- La selección de nuestros alimentos se hace en base a un sabor agradable y poco importa si son dañinos (la grasa Trans sabe muy bien), si están cargados de tóxicos como pesticidas o endulzantes artificiales, o si terminan causando malestar gastrointestinal. En este renglón cabe señalar que es verdad que muchos alimentos nocivos como el azúcar y las harinas refinadas tienen un sabor muy agradable.

Por otro lado la gula es un mal que padece la mayor parte de la población y, como dice el dicho: *"El pez por la boca muere"* y los seres humanos también morimos por la boca, como ejemplo están los millones de pacientes diabéticos, la enorme incidencia de obesidad y sobrepeso y el hecho de que arriba del 80% de los cánceres proviene de alimentos que nos comemos, la mayor parte de las veces con mucho gusto.

Por lo tanto resulta necesario disipar la ignorancia con el conocimiento de algunos puntos básicos de alimentación y deshacernos de la gula y del hábito de comer por antojo y en exceso. Para ello, la única receta es la vieja consigna del autocontrol que sabemos que sólo proviene del propósito sólido de estar bien, basado, en la convicción y en la decisión. Parece difícil, pero la verdad es que se trata de algo que está al alcance de todos nosotros si decidimos caminar en la dirección correcta.

Ya Hipócrates, Padre de la Medicina, decía: *"Deja que la comida sea tu mejor medicina"* y lo que esto quiere decir es que la alimentación correcta nos defiende contra un gran número de enfermedades y, por el contrario, la comida incorrecta puede causarnos enfermedades tan serias como cáncer, infartos, diabetes, etc.

La alimentación adecuada no sólo nos defiende de enfermedades sino también nos protege del envejecimiento rápido y de sus consecuencias como la pérdida de capacidades físicas e intelectuales, la depresión y la fragilidad.

En realidad comer de forma saludable es relativamente simple, basta con cumplir con seis reglas básicas:

1. Comer poco o cuando menos no comer en exceso.

Esto requiere que comamos sólo lo necesario para mantener nuestro peso y porcentaje de grasa corporal dentro de los límites saludables.

2. Comer en forma balanceada.

Los tres grandes grupos de alimentos: carbohidratos, proteínas y grasas, requieren de un equilibrio ideal y saludable.

3. Evitar Picos de Insulina.

Debemos comer de tal forma que evitemos, en lo posible, aumentos rápidos de glucosa en la sangre, lo cual nos lleva a requerir de aumentos fuertes (picos) de insulina para meter esa glucosa al interior de las células.

4. Comer la mayor parte de la comida sin procesar.

Debemos estar concientes de que entre más procesados (cocinados) estén nuestros alimentos, mayor es la producción de elementos nocivos (glicotoxinas) dañinos para nuestros órganos vitales.

5. Combatir el exceso de oxidación.

Cuando aumentan bruscamente los niveles de alimentos absorbidos por el intestino y vertidos por el torrente sanguíneo, se elevan también los procesos de oxidación, a esto se le llama carga oxidativa postprandial (Postprandial Oxidative Stress).

6. Evitar contaminantes.

Nuestros alimentos deben de estar lo más libres de contaminantes innecesarios como colorantes, edulzantes, saborizantes, pesticidas, etc. Y, por lo tanto, deben ser lo más natural y orgánico posible.

Para entender mejor el punto crucial de cómo debe ser nuestra alimentación, explicaré con más detalle cada una de estas seis reglas.

Comer poco o cuando menos no comer en exceso

Quizá lo que mejor ilustra esta regla sea el hecho de que el único método científicamente probado para alargar el tiempo de vida en los organismos vivos, sea la llamada *dieta hipocalórica.*

Un interesante artículo publicado en la prestigiada revista *Scientific American*, de marzo de 2006 dice que al restringir el consumo de alimentos se obtiene el **único** método absolutamente probado que funciona para alargar el tiempo de vida, no sólo en el número de años, sino en años saludables.

Muchas enfermedades como el cáncer, la diabetes, los infartos, las embolias y los deterioros neuronales de las demencias pueden ser absolutamente bloqueados si comemos menos, y es que ocurre que en el enorme banco de genes que cada uno de nosotros posee, existen abundantes genes de longevidad que parecen ser activados (expresión genética) por el bajo consumo de alimentos.

Para bajar en forma suficiente el consumo de alimentos hay que reducir entre 30 y 40% el número de calorías que normalmente consumimos para mantener nuestro peso.

Una de muchas investigaciones, quizá la más simple, fue la de tomar 100 ratas de la misma edad y raza y dividirlas en dos lotes. Al primero le dieron alimentación a libre demanda, es decir les proporcionaban siempre comederos llenos y las ratas comían cuanto querían cuando querían. Al segundo lote se le restringió la dieta usando el mínimo de calorías necesario para sustentar la vida. Estas ratas perdieron peso, pero no enfermaban tanto y vivían cerca del doble del promedio de vida de las ratas alimentadas a libre demanda.

De esto nace el primer principio de una alimentación adecuada: **comer poco o por lo menos no comer en exceso**. En esta frase, prácticamente, se resume el 80% de lo que sabemos acerca de alimentación. Comer poco asegura, además de un peso corporal adecuado, algo aún mejor y es una composición corporal normal con un índice de masa corporal que es un parámetro mucho mejor que el peso y que consiste en dividir el peso en kilogramos entre la estatura en metros al cuadrado, lo cual nos da un número que debe mantenerse debajo de 25. Por ejemplo; si Juan pesa 74 kg y mide 1.78 m. su IMC (Índice de masa corporal) es de 23.35.

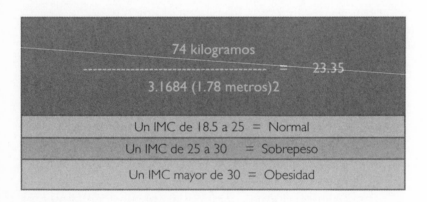

$$\frac{74 \text{ kilogramos}}{3.1684 \,(1.78 \text{ metros})2} = 23.35$$

| Un IMC de 18.5 a 25 = Normal |
| Un IMC de 25 a 30   = Sobrepeso |
| Un IMC mayor de 30 = Obesidad |

Por otro lado, el segundo indicador importante es el porcentaje de grasa corporal, esto es, el porcentaje de su cuerpo que es tejido graso sin importar dónde se encuentre esté. El porcentaje de grasa corporal de una persona que come poco siempre está en límites saludables y lo deseable es que el porcentaje de grasa esté bajo (entre 15 y 22%) sin que esto implique perder masa muscular.

Para mantenerse bajo en grasa corporal y normal o un poco mejor en masa muscular, es necesario vigilar que nuestro consumo de proteínas sea adecuado y para ello existen tablas que nos dicen, de manera sencilla, cuántos gramos de proteína debemos consumir de acuerdo con nuestra edad y nuestro peso.

Actividad vs. Ingesta		
Sedentario	Sin actividad	I gramo por kg.
Moderadamente activo	20 a 30 min., 2 o 3 veces por semana	1.3 gramos por kg.
Activo	Menos de 30 min., 3 a 5 veces por semana	1.6 gramos por kg.
Muy activo	I hora o más, 5 veces o más por semana	2 gramos por kg.
Atleta	Rutinas pesadas de I hora o más, 2 veces al día	2.5 gramos por kg.

Comer en forma balanceada

En este punto hay que señalar que la comida se puede dividir en tres grandes grupos que son carbohidratos, proteínas y grasas:

- **Carbohidratos**. Son la fuente de energía rápida de nuestro cuerpo. En efecto, tanto el mantenimiento de nuestra temperatura corporal, como las diversas actividades del organismo que requieren energía como la contracción muscular y la actividad celular general, necesitan "quemar" glucosa (el carbohidrato prototipo) con oxígeno.

  Para entender mejor los carbohidratos se dice que es lo que **crece a nuestro alrededor,** esto es que provienen fundamentalmente de plantas como el azúcar que viene de la caña, el trigo y los demás cereales, las frutas y las verduras. Abarcan los azúcares, los almidones que están en el pan en todas sus formas, los cereales, las pastas, las galletas, los postres y las frutas y verduras.

- **Proteínas**. Son los ladrillos básicos del edificio de nuestros cuerpos y provienen de todo tipo de carnes (pescado, pollo, res, cerdo, mariscos, etc.), huevos y lácteos, aunque también son fuente importante de proteínas ciertas leguminosas como la soya, los frijoles, las lentejas, los chícharos y los garbanzos entre otros. Se puede decir en general que las proteínas vienen de lo que se **mueve a nuestro alrededor**, desde luego me refiero a las proteínas animales, aunque también existen las vegetales.

- **Grasas**. Las grasas son las sustancias de almacenamiento y reserva energética que sirven de amortiguador y aislante térmico para mantener la temperatura corporal. Un buen ejemplo de esto es la grasa de los animales que hibernan como los osos, que pueden sobrevivir meses dormidos sin tomar alimentos gracias a sus reservas de grasa que los protege contra el frío del invierno. Las grasas abarcan los aceites, las mantecas y las mantequillas y se dividen en grasas animales (como el tocino, la manteca de cerdo y la grasa de la leche) y grasas vegetales como los granos (nueces, pistaches, almendras, cártamo, linaza, etc.). Otra forma de dividirlas es en tres grupos: saturadas, insaturadas y Trans.

Las **grasas saturadas** no contienen espacios libres en sus cadenas de carbonos y en general son las que provienen de las carnes rojas (no incluye pescado, pavo o pollo) y de los lácteos, en especial las cremas y los quesos añejados (amarillos, no así los quesos blancos como Oaxaca y Panela). Son poco saludables y se recomienda limitar su consumo a una o dos veces al mes.

Las **grasas insaturadas** pueden contener un espacio libre en sus cadenas (monosaturadas) o varios espacios libres (poli-insaturadas). Las mejores y más saludables son las monosaturadas como el Omega 3, 6 y 9.

Las **grasas Trans** son grasas artificiales cuya estructura molecular es diferente a las grasas naturales animales y vegetales. Son altamente tóxicas y su consumo causa grandes daños al cuerpo por promover toda clase de enfermedades degenerativas y acelerar el proceso de envejecimiento.

La dieta de La Zona del doctor Barry Sears es uno de los más claros ejemplos de dieta balanceada y comienza por decir que imaginemos nuestro plato dividido en tres secciones.

La **primera sección** se rellena con una **proteína** baja en grasa, por ejemplo:

- Pollo sin piel.
- Quesos blancos.
- Pescado.
- Claras de huevo.
- Pavo.

La ración típica de proteína en esta primera sección sería, según la dieta de La Zona, similar al grosor y extensión de la palma de la mano del sujeto (sin dedos).

La **segunda sección** se rellena de **carbohidratos** cuya naturaleza es de gran importancia, y para simplificar los podemos dividir en carbohidratos buenos y carbohidratos malos.

Los carbohidratos buenos se absorben lentamente y no elevan el nivel de azúcar (glucosa) en la sangre de manera rápida ni abundante, a éstos se les llama carbohidratos de bajo índice glicémico. Son los sanos y deseables:

- La mayoría de las verduras excepto maíz, papa y betabel.
- La mayoría de las frutas excepto plátano, papaya, piña, mango y frutas secas.
- Avena y productos elaborados con ella. Ejemplo: productos hechos con harina de avena como panecillos, galletas, hot cakes, etc.

Los carbohidratos malos se absorben rápidamente y elevan el nivel de azúcar (glucosa) en la sangre de manera rápida y abundante, a éstos se les llama carbohidratos de alto índice glicémico. Son los que debemos evitar:

- Todo lo que contenga azúcar refinada como postres, pasteles, almíbares, dulces, etc.
- Refrescos.
- Frutas secas.
- Pan.
- Pastas.
- Jugos de frutas (incluyendo naturales).
- Cerveza.

La **tercera sección** se rellena de grasas monosaturadas en poca cantidad, por ejemplo:

- Aguacate.
- Aceite de oliva.
- Almendras.
- Pistaches.
- Cacahuates.
- Nueces.
- Piñones.

Entonces, para resumir, debemos consumir en cada comida una porción de proteínas con frutas y verduras y un poco de grasa sana de preferencia combinada con una porción de ensalada de hojas verdes.

Evitar Picos de Insulina

La insulina es la hormona producida por el páncreas. Es indispensable para que los carbohidratos (glucosa) penetren al interior de las células y de este modo se mantenga un nivel sano de glucosa en la sangre.

Lo que ocurre, descrito de una manera simplificada, es que al comer, sobre todo carbohidratos, sube nuestro nivel de glucosa en la sangre y en respuesta, el páncreas dispara insulina para que la glucosa entre a las células y baje en la sangre.

Entre más rápido sube la glucosa en la sangre, más rauda e intensa es la respuesta del páncreas, produciendo altos niveles de insulina de manera rápida, cuya tarea es meter toda esa glucosa al interior de las células. A esta subida vertiginosa es a la que se le llama un **Pico de Insulina**. En las siguientes gráficas se pueden ver estas subidas en forma de picos.

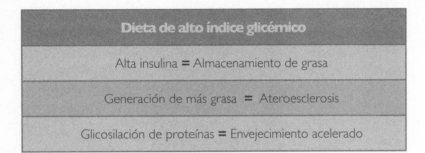

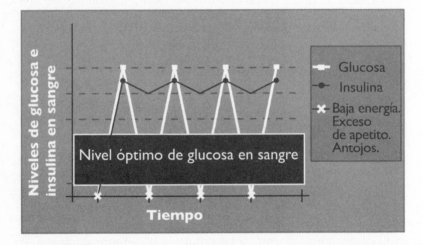

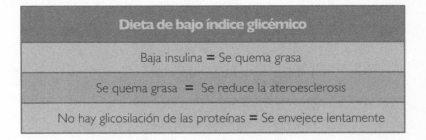

Dieta de bajo índice glicémico
Baja insulina = Se quema grasa
Se quema grasa = Se reduce la ateroesclerosis
No hay glicosilación de las proteínas = Se envejece lentamente

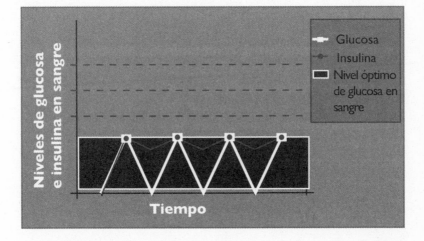

La glucosa sube lentamente ⟶ La insulina sube lentamente ⟶ ⟶ Nunca baja la glucosa ⟶ No hay hipoglucemia ⟶ ⟶ No se produce hambre excesiva ⟶ Se come con moderación ⟶ Se repite el ciclo.

Los Picos de Insulina fomentan el sobrepeso y la obesidad porque se produce hambre muy rápido al bajar la glucosa en la sangre, además hay una relación clara con las elevaciones de triglicéridos y de colesterol en la sangre y, por último, son altamente sospechosos de estar en la raíz de elevaciones no explicadas de presión arterial (hipertensión esencial).

Por todo lo anterior, es deseable que los carbohidratos no eleven la glucosa bruscamente ya que si sube lenta y gradualmente no se producen picos de insulina con sus serias consecuencias.

Para evitar los nocivos Picos de Insulina lo único que tenemos que hacer es no consumir carbohidratos malos, ya que éstos elevan la glucosa rápida y abundantemente, provocando la secreción brusca e intensa de insulina. A la velocidad con la que un carbohidrato eleva el nivel de azúcar (glucosa en la sangre) se le llama **índice glicémico**, y, por lo tanto, los carbohidratos buenos son de bajo índice glicémico, mientras que los malos son de alto índice glicémico.

Resulta importante ver la relación que existe entre el índice glicémico descrito anteriormente y la carga glicémica:

Índice glicémico:

La velocidad y el grado con el que una cantidad estándar de carbohidrato (100 g.) eleva la glucosa en la sangre. Ej. glucosa pura = 100.

Carbohidrato absorbible:

Es la cantidad de carbohidrato menos su contenido en fibra. En realidad esto representa la densidad del carbohidrato. A mayor cantidad de fibra menor densidad de carbohidrato y viceversa.

Carga glicémica:

Es el producto de multiplicar el índice glicémico por el carbohidrato absorbible.

Por ejemplo:

Media taza de puré de papa:

Índice glicémico =	70
	×
Carbohidrato absorbible =	24
	——————
Carga glicémica =	1680

Media taza de brócoli:

Índice glicémico =	32
	×
Carbohidrato absorbible =	2.8
	——————
Carga glicémica =	90

Comer la mayor parte de los alimentos sin procesar

Las altas temperaturas, al preparar los alimentos, producen un cruzamiento entre los carbohidratos y las proteínas. A los productos de este cruzamiento se les llama **glicotoxinas**.

Los efectos de las glicotoxinas en nuestra salud incluyen cardiopatías, problemas de visión como cataratas, glaucoma y degeneración retiniana, impotencia, disminución de agudeza auditiva, pérdida de memoria, con otras dificultades cognoscitivas, y pérdida de elasticidad en la piel y otros tejidos.

Ya describimos anteriormente la importancia de la glicosilación de las proteínas, esto es el endulzamiento de éstas, y sus nocivos productos para la salud.

Las glicotoxinas se forman por una serie de reacciones químicas que ocurren entre la glucosa y las proteínas derivadas de la comida. Al cocinar, la temperatura se usa para aumentar el sabor, color y textura de ciertos alimentos y también para matar microorganismos nocivos. Los alimentos que contienen grasas y proteínas tienen los más altos niveles de glicotoxinas al ser cocinados.

Preparar los alimentos a temperaturas menores de 250 grados evita, en gran parte, la formación de glicotoxinas. Los métodos para usar bajas temperaturas se valen de utilizar líquidos para la cocción, como hervir, cocinar al vapor. Desde luego que las comidas no sometidas a calor como las ensaladas, verduras y frutas crudas no contienen glicotoxinas y por lo tanto es altamente recomendable su ingesta diaria.

Algo que ilustra lo anterior es que el paralelo que existe entre la diabetes y el envejecimiento rápido es innegable y la mayor parte del daño de ambos proviene del deterioro de moléculas de proteína que sostienen muchas funciones vitales. Este deterioro no es otro que el resultado de *"azucarar"* las proteínas (glicosilación).

Quizá el método más seguro de prevenir el daño por glicotoxinas es comer la mayor parte de nuestros alimentos sin procesar (cocinar), pero dado que esto no es posible en muchos casos, es importante señalar que la carnosina es un antioxidante que actúa como un escudo contra las moléculas de azúcar previniendo la glicosilación. La carnosina estimula la eliminación de proteínas glicosiladas ayudando a reducir el impacto nocivo de éstas.

Combatir el exceso de oxidación

La oxidación por radicales libres es uno de los mecanismos de envejecimiento enumerados en el capítulo II. Nuestros hábitos alimenticios pueden incrementar enormemente la oxidación por varias rutas:

- La insulina alta eleva en exceso los niveles de oxidación y la producción de radicales libres que la causan.
- Los elevados niveles de triglicéridos y colesterol promueven el exceso de oxidación.
- También los derivados de nuestra comida, sobre todo el exceso de carbohidratos y grasa, elevan las enzimas súper oxidantes generando peroxinitritos altamente reactivos que producen muchos eventos dañinos en el cuerpo.

Se genera así un círculo vicioso muy dañino entre la oxidación y el nivel de glicosilación de proteínas en el que, una refuerza los efectos nocivos de la otra y ésta, a su vez, los de la primera, lo que nos conduce invariablemente a envejecer de forma rápida y a enfermar.

Evitar contaminantes

En nuestra sociedad moderna la industrialización y la producción masiva, nos han llevado al deterioro de la calidad de los alimentos en comparación con los que consumían las generaciones previas.

El uso de pesticidas, hormonas artificiales, colorantes y endulzantes artificiales para mejorar el gusto y el de conservadores para alargar la vida media de los productos, ha hecho que contaminemos en gran medida nuestros alimentos. Todo esto ha generado un aumento importante en la incidencia de inflamación silenciosa, sobrepeso, obesidad y diversas enfermedades degenerativas.

Es muy importante consumir productos libres de los contaminantes mencionados, estos existen en el mercado con el nombre de **productos orgánicos**. Por fortuna, su consumo se ha ido incrementando y, prácticamente la única dificultad actual, es que su demanda ha aumentado considerablemente sus precios.

Como conclusión, es conveniente aclarar que no existe una dieta adecuada para todas las personas, ya que la verdadera terapia nutricional, -esto es tomar la comida como medicina-, toma en cuenta las necesidades y particularidades de cada organismo y, de este modo, los principios dietéticos básicos tendrían variaciones pequeñas de individuo a individuo.

Habría que mencionar que las dietas más adecuadas como La Zona o la dieta mediterránea se parecen a la dieta paleolítica, en la que los hombres primitivos comían alimentos altos en nutrientes densos (frutas, verduras, carnes sin grasa y grasas esenciales). Esta comida era simultáneamente baja en alimentos procesados o refinados y baja también en carbohidratos "malos" como azúcares refinados, dulces y postres. Los alimentos eran libres de aditivos, endulzantes y saborizantes artificiales o colorantes y conservadores.

Por miles de años nuestros ancestros comieron únicamente lo que crecía de forma silvestre en el suelo, lo que caía de los árboles o lo que podían cazar o pescar.

Todo lo anterior, repetimos, es extraordinariamente parecido a la dieta que propone el doctor Barry Sears en sus libros de "La Zona" (ver el apartado de lecturas recomendadas) y a la llamada dieta mediterránea, que es una propuesta rica en verduras, ensaladas generosamente aderezadas con aceite de oliva (de preferencia extra virgen), pescados de agua fría y algunos granos como las nueces, las almendras y los piñones.

A continuación encontrará una lista de alimentos con sus

índices glicémicos y una de las comidas que no deben faltar en nuestra dieta para iniciar la sana costumbre de comer adecuadamente.

Alimentos	Índice glicémico alto (malo)
Verduras	
Papa al horno	85
Betabel	64
Elote	55
Camote	54
Frutas	
Piña	66
Papaya	56
Mango	56
Plátano	54
Endulzantes	
Azúcar refinada	64
Miel de maíz	62
Miel de abeja	68
Lácteos	
Helados	61
Granos y cereales	
Pan blanco	95
Arroz	90
Hojuelas de maíz	83
Pretzels	81
Waffles	76

Bagels	72
Pan árabe	57

Otros alimentos

Dátiles	103
Galletas	77
Papas fritas	75
Pizza	60
Palomitas	55

Alimentos	**Índice glicémico bajo (bueno)**

Verduras

Zanahorias	49
Ejotes	40
Lechuga	menos de 30
Coliflor	menos de 30
Berenjena	menos de 30
Cebolla	menos de 30
Rábanos	menos de 30
Calabaza	menos de 30
Tomates	15
Col	menos de 30
Brócoli	32

Frutas

Uvas	46
Naranjas	44
Duraznos	42
Ciruelas	39
Manzanas	38
Peras	37
Chabacanos	31

| Toronjas | 25 |
| Fresas, cerezas, moras, frambuesas | 22 |

Lácteos

Yogurt	33
Leche descremada (Light)	32
Leche de Soya	30
Leche entera***	27
Quesos blancos	25

*** a pesar de tener bajo índice glicémico, la cantidad de grasas saturadas la hace no recomendable para su consumo diario.

Granos y Cereales

Avena	49
Salvado de trigo	42
Spaghetti	41

Legumbres

Frijoles	48
Garbanzos	33
Lentejas	29
Chícharos	22
Frijol de soya	18

Otros alimentos

Chocolate	49
Aceitunas	18
Almendras, nueces, pistaches y piñones	entre 15 y 30

Los alimentos más recomendables son todos los que tienen 40 o menos de índice glicémico. Son aceptables los que tienen entre 40 y 50 y, por último, aquellos alimentos con más de 64 de índice glicémico entran a la sangre más rápido que la azúcar misma, por esta razón se recomienda que los carbohidratos que contengan entre 60 y 40 se coman en combinación con proteína, grasa o fibra para retardar su ritmo de absorción e ingreso a la sangre.

Hay alimentos a los que se les ha llamados **Súper alimentos** por sus propiedades nutricionales y su capacidad de interferir con la oxidación, la glicosilación y el daño causante de mutaciones de cáncer. A continuación encontrará una pequeña lista de alimentos *"altamente recomendables"* que usted debe consumir con la mayor frecuencia que pueda.

1. Todas las **frutas y verduras de índice glicémico de 40 o menos**. Estos alimentos, además de evitar Picos de Insulina, son ricos en antioxidantes y otros micro nutrientes que ayudan a prevenir enfermedades (cardiopatías, diabetes y cáncer).

2. Entre más **color** tengan las **frutas** y las **verduras**, es más rico su contenido en licopenos, que son las sustancias que proporcionan el color. Los licopenos son poderosos agentes anticancerígenos.

3. Los **vegetales crucíferos** como el brócoli, la coliflor, la col, las coles de Bruselas, los berros y los quintoniles. Estos vegetales son ricos en Indol 3 carbinol que es una sustancia que interfiere con la producción de metabolitos, derivados del metabolismo de los estrógenos que son altamente promotores de cáncer.

4. Chocolate oscuro: Entre más oscuro y amargo sea, es más alto su contenido de cacao que es rico en polifenoles, que ayudan enormemente a preservar la función endotelial (capa de recubrimiento de los vasos) y con ello defienden nuestras arterias coronarias y cerebrales.

5. **Cúrcuma**: Es una especie usada abundantemente para preparar currys. La cúrcuma es uno de los anti-inflamatorios naturales más efectivos que se conocen.

6. **Fresas, cerezas, frambuesas, moras y toda clase de bayas**: Contienen una variedad de elementos llamados antocianinas y pterostilbenos que contribuyen a preservar la función neuronal y con ello defienden nuestras funciones cognoscitivas como la atención, la memoria, la velocidad de procesamiento y la capacidad de aprendizaje.

7. **Avena**: Porciones moderadas de avena como tal o productos preparados con harina de avena interfieren con la absorción rápida de carbohidratos y evitan Picos de Insulina con sus consecuencias dañinas.

8. **Salmón y pescados de agua fría**: Combaten en general la inflamación por la vía de contener altas concentraciones de ácidos Omega 3.

9. **La granada roja**: Contiene altas cantidades de punicalaginas que además de ser antioxidantes poderosos, protegen el corazón y las arterias.

10. **Té verde**: Se sabe que cuatro tazas de té verde al día proporcionan sustancias llamadas epigallogatequingalatos que, al igual que las punicalaginas, son antioxidantes y contienen efectos benéficos sobre el aparato cardiovascular.

11. Aceite de oliva: Sobre todo el extra virgen contiene altas concentraciones de un poderosos polifenol llamado hidroxi-tirosol que, literalmente, devora radicales libres promotores de oxidación.

12. Soya: Viene en una variedad de presentaciones desde leche de soya, tofu, hasta frijoles de soya como tal. La genisteína que contiene la soya ayuda a interferir con las propiedades promotoras de mutaciones cancerígenas de los estrógenos, actuando como un modulador selectivo de receptores de estrógenos.

La última recomendación en la alimentación, pero quizá la más importante, es la que se refiere al **agua pura**. Desafortunadamente nuestro gusto nos ha llevado a preferir beber líquidos con sabor. Mientras esto no sustituya al agua pura y no nos cargue de calorías líquidas no tiene importancia, sin embargo con frecuencia nos produce estos dos perjuicios.

Conviene saber que la deshidratación es probablemente el principal productor de fatiga en el día. Beber entre ocho y diez vasos de agua alivian el dolor de espalda y de articulaciones en el 80% de la gente. Beber cinco vasos de agua diario disminuye el riesgo de cáncer de colon en un 45%, el de cáncer de mama en un 79% y el de vejiga en un 50%.

Una disminución del 2% de contenido de agua corporal obnubila la memoria y aumenta las dificultades de atención y enfoque.

Un vaso de agua antes de dormir disminuye el hambre durante la noche.

Aun una deshidratación leve frena el metabolismo hasta un 3% y nos hace difícil el control de peso. Tres de cada cuatro personas están crónicamente deshidratadas sin notarlo y muchas personas confunden la sed leve con hambre y comen innecesariamente.

Por último, resulta útil saber que un buen modo de medir nuestro estado de hidratación es poner atención a la coloración de nuestra orina. La persona que está bien hidratada orina un líquido claro, casi transparente, o ligeramente amarillo.

Con la deshidratación y todavía sin sentir sed, la orina adquiere un tono de amarillo mucho más intenso y esto debe constituir una indicación para tomar agua; conviene aclarar que existen ciertas sustancias como el complejo B y ciertos analgésicos de las vías urinarias que hacen más intenso el color de la orina aun sin deshidratación.

Suplementos:

Un paciente de 54 años protestó al ver que iba a tener que tomar entre cuatro y siete pastillas de suplementos con cada comida. Le expliqué la razón de hacerlo y me dijo que lo intentaría a pesar de que con frecuencia tomaba sus alimentos fuera de su casa. Al cabo de algunas semanas regresó diciendo que no era difícil habituarse una vez que uno pierde la resistencia a hacerlo y lo relaciona con sus ganancias en bienestar en diversos renglones de su vida.

El consumo de suplementos está basado en el hecho de que muchos de los problemas comunes de las personas mayores de 50 años se deben a falta de nutrientes específicos que su dieta cotidiana no cubre. Al respecto existe abundante literatura científica.

Un ejemplo: una respetable revista de nutrición norteamericana (Journal of Nutrition), describe que el 93% de los norteamericanos no consume ni siquiera los doce miligramos de vitamina E que el gobierno recomienda, aunque sabemos que para obtener, de manera óptima, los beneficios antioxidantes de esta vitamina se necesitan como 40 o más veces la cantidad recomendada.

Como en el caso de la vitamina E hay otros nutrientes que escasean en nuestra dieta, como las vitaminas B6 y D, el magnesio, el cromo, el vanadio, el selenio y el boro.

De este modo no consumimos los antioxidantes necesarios para combatir la peligrosa oxidación de los radicales libres, tampoco suficientes ácidos Omega-3 con su efecto antiinflamatorio, ni coenzima Q 10 para facilitar la preservación de nuestras mitocondrias, y así continuaría la lista que, por supuesto, tiene grandes variaciones de individuo a individuo.

Algunas personas necesitan suplementos para proteger su próstata mientras que otras necesitan proteger sus neuronas y otras, sobre todo, las que tienen factores de riesgo o historia familiar, necesitan proteger su corazón y sus arterias coronarias ingiriendo de manera cotidiana, dosis bajas de Aspirina.

Por todo lo anterior puedo decir que los suplementos ayudan a corregir deficiencias nutricionales y causan un profundo impacto en su salud. Cada estudio de la dieta individual de cada persona revela deficiencias en el consumo de algunos micro nutrientes, y estas deficiencias desembocan en enfermedades degenerativas que causan sufrimiento en las personas de la tercera edad.

Nuestros riesgos están aumentados por carcinógenos (productores de cáncer) medio ambientales, desde humo de cigarrillos que otros fuman, toxinas en nuestros alimentos, efectos colaterales de medicamentos, azúcar refinada, comidas procesadas, grasas Trans, factores de estrés, productos de limpieza, productos de belleza, pesticidas, humos de los escapes de los automóviles, hasta un alto número de sustancias llamadas genéricamente xenoestrógenos (perturbadores de hormonas) que producen estragos en nuestros cuerpos. A esto se le añade que las tierras están cada vez más vacías de vitaminas y minerales como resultado de los sobre cultivos, toxinas químicas y lluvia ácida.

Todo lo anterior vuelve urgente la ingesta de suplementos que contengan varias sustancias que, lejos de ser un lujo, son una necesidad para combatir a los enemigos de la salud. Aun la dieta más saludable necesita enriquecerse con vitaminas, minerales, ácidos grasos esenciales y anti oxidantes.

Y aquí es importante señalar que **no** todos los suplementos son iguales o igualmente respaldados. Numerosos análisis de laboratorio reportan que las fórmulas varían en calidad, algunos conteniendo niveles menores que lo que la etiqueta indica, otros usan ingredientes de inferior calidad, de menor absorción, o de menor efectividad. Por todo lo dicho es importante obtener productos de *grado farmacéutico*.

Los suplementos de grado farmacéutico, si bien son un poco más caros, son muy superiores en calidad y pureza de sus ingredientes, en grado de absorción en el cuerpo y en reflejar fielmente las cantidades de cada ingrediente en la etiqueta.

Principales componentes de los suplementos

- **Antioxidantes:** Son poderosos nutrientes de manejo común en este tipo de medicina del control y prevención del deterioro. Estos agentes reducen considerablemente el daño causado por los radicales libres, aumentan la eficiencia del sistema inmunológico y ayudan a prevenir el cáncer y las enfermedades cardiovasculares. Incluyen vitaminas A, C, E, selenio, acetil L- carnitina, coenzima Q-10, quercetina y melatonina.

- **Vitaminas B:** Críticas para el buen funcionamiento de la piel, el sistema nervioso, la producción de energía, para aliviar la ansiedad, para mejorar el nivel de producción de hormonas adrenales, para la formación de anticuerpos, para el tono muscular en el tracto gastrointestinal, para el hígado, para la reducción de peso, y para la producción de células sanguíneas. Muchos problemas de salud están relacionados a la absorción pobre o bajo consumo de vitaminas B. El complejo B vitamínico debe incluir: B-1, B-2, B-3, B-6, B-12, ácido pantoténico y ácido fólico.

- **Calcio:** Vital para la densidad ósea, encías saludables, bajar el colesterol, crecimiento muscular, energía, actividad neuronal, piel saludable. Debe administrarse en forma biodisponible (absorbible).

- **Cromo**: Ayuda a estabilizar el azúcar en sangre y auxilia a la función de la insulina, resulta vital en la síntesis de colesterol, grasas y proteínas. Algunos reportes anecdóticos sugieren que tiene un efecto modificador sobre los antojos.

- **Auxiliares digestivos**: Restauran la habilidad para digerir y absorber nutrientes. Con la edad se disminuye la acidez estomacal y las enzimas digestivas resultando en una baja absorción de nutrientes vitales. Los varios auxiliares digestivos son: enzimas pancreáticas, lactasa y letaína.

- **Protectores hepáticos**: El hígado es un órgano destoxificador por excelencia que además de limpiar el cuerpo de toxinas, depura la sangre y ayuda en el equilibrio hormonal fundamentando además los niveles de energía. El ácido alfalipóico, el glutatión, y la silimarina se usan como agentes altamente efectivos para proteger el hígado contra las toxinas (incluyendo el alcohol).

- **Magnesio:** Se requiere en más de 300 funciones corporales. Tiene actividad como enzima catalizadora, ayuda a los huesos a retener calcio y potasio, previene los cálculos renales, baja la presión arterial, promueve la transmisión neuromuscular, mantiene los niveles de energía, previene depósitos de calcio en tejidos blandos. Se estima que el 72% de los adultos en Norteamérica no consume suficiente magnesio para cubrir sus necesidades. El glicinato de magnesio se usa por su excelente absorción.

• **Protección prostática**: Más de la mitad de los hombres que superan los 50 años han sufrido por el incremento del tamaño de la próstata (hipertrofia prostática benigna). Tres elementos naturales previenen el crecimiento de la próstata, probablemente disminuyendo la posibilidad de cáncer prostático: El saw palmetto, el pygeum africanum y el úrtica dioíca (nettle).

• **Medicinas inteligentes**: El estado de alerta mental y la capacidad de atención y concentración tienden a deteriorarse con la edad. Estos suplementos inteligentes preservan la memoria, ayudan a la atención y previenen la enfermedad cerebrovascular. El gynkgo biloba, la fosfatidilserina, la fosfatidilcolina, y la acetil L-carnitina ayudan a relajar los músculos lisos de las arterias cerebrales aumentando la circulación. La mayoría son compuestos naturales y no medicinas.

• **Zinc:** Es esencial para la función prostática y la libido, para la síntesis protéica, para la formación de colágeno, para el sistema inmunológico, para protección del hígado, para la cicatrización de heridas, para la prevención de acné y para más de otras 30 funciones corporales. El picolinato de zinc es el más efectivo para su absorción.

Resumen de recomendaciones nutricionales

1. **Nunca se salte comidas**. De hecho es muy recomendable que además de las tres comidas acostumbradas se tomen
dos colaciones (comidas muy pequeñas), una entre el desayuno y la comida y otra entre la comida y la cena. Esto se debe
a que con muchas horas de ayuno su metabolismo se vuelve
lento y tiende a almacenar las calorías que comió anteriormente en previsión de no recibir más alimento.

2. **Cada comida debe estar centrada alrededor de
una fuente de proteínas sana**. Como el pollo, pescado,
pavo, carne magra (ocasionalmente), queso blanco, legumbres
o yogurt sin azúcar. (Porción del tamaño de la palma de la
mano sin incluir dedos).

3. **Quitar carbohidratos de alto índice glicémico**.
El pan, la pasta, el arroz, los cereales, los dulces, los pasteles y
las galletas deben ser prácticamente eliminados; son alimentos
procesados en altas temperaturas, con la consecuente producción de glicotoxinas y destrucción de nutrientes.

4. **Comer por lo menos tres a cinco porciones de
vegetales no procesados y una o dos porciones
de frutas frescas**. Los vegetales son una fuente excelente
de fitonutrientes y fibra. No use jugos de frutas (ya que esto
elimina la fibra y aumenta la velocidad de absorción de azúcar)
y evite vegetales de alto índice glicémico (papas, maíz, betabel), también evite frutas secas y frutas de alto índice glicémico (pasas, dátiles, piña, papaya, plátanos, etc.).

5. **Añada grasas saludables a su dieta**. Los aceites omega 3 y omega 9 son grandes defensores del corazón, las articulaciones y el sistema inmunológico. Se encuentran en el

salmón y otros peces, en las almendras, en las nueces, en los aguacates, en la linaza, en el aceite de oliva, y en los suplementos de aceite de pescado.

6. **Tome mucha agua**. Beba entre seis a ocho vasos de agua pura diariamente. Evite usar agua de la llave ya que contiene aditivos dañinos y procure beber un vaso de agua extra por cada bebida cafeinada que tome o después de hacer ejercicio.

7. **Mantenga el consumo de alcohol a un mínimo**. El vino tinto es saludable pero más de 120 a 200 cm cúbicos (2 copas) diarios son perjudiciales para su salud. Las bebidas destiladas deben usarse con moderación.

8. **Escoja productos naturales**. Evite comidas refinadas, aceites hidrogenados, colores artificiales, saborizantes, endulzantes y conservadores. También es aconsejable eludir los llamados productos *light* que contienen endulzantes artificiales, los que son bajos en grasa son buenos.

9. **Tomar suplementos diariamente**. Esto debe ser aconsejado por su médico o nutriólogo basándose en un examen cuidadoso de sus hábitos alimenticios.

10. **Procure incluir con la mayor frecuencia los Súper alimentos recomendados**.

CAPÍTULO V

El ejercicio

Mejorando con el paso del tiempo.
La fuente de vitalidad

Muchos pacientes que han llevado una vida sedentaria se resisten, inicialmente, a incorporar el ejercicio a sus rutinas de vida. La mayor parte de ellos aduce razones como la falta de tiempo o la falta de gusto pero muchos ceden a practicarlo cuando se les explican las ventajas de hacerlo, sobre todo aquellos que han tenido problemas con su control de peso.

Hace algunos meses vi a un paciente de sexo masculino que nunca había hecho ejercicio en sus 54 años de vida, era un profesionista muy ocupado y que viajaba mucho. Le expliqué las ventajas de practicarlo, y cómo le beneficiaría particularmente porque tenía que perder 16 kg. de sobrepeso. Como era un individuo racional y disciplinado salió convencido de intentarlo. Se inscribió a un gimnasio y contrató a un instructor personal. En la actualidad me comenta que ya no puede prescindir del ejercicio y que los días en que los viajes largos en avión le impiden hacerlo se siente mal, esta misma razón lo ha hecho buscar hoteles que tengan gimnasios, con lo cual su rutina se hace más fácil.

El pensamiento tradicional, sobre todo de los últimos 2000 años, nos ha programado a esperar que el envejecimiento nos traiga síntomas debilitantes y enfermedades incapacitantes como un destino oscuro e inevitable que va penetrando muy despacio en nuestras vidas a partir de los 40 o 45 años. Y, es precisamente esto último, lo que **no es cierto** ya que la vejez no tiene que traer debilidad o enfermedades y, aunque sea inevitable detener el paso de los años, la aplicación exitosa de las medidas de la **Medicina del Control de la Edad** hacen que estas consecuencias de debilidad y enfermedad sean por completo **evitables**.

En la actualidad, la investigación y los conocimientos médicos probados coinciden en que en la última década se ha redefinido el concepto de **saludable** al de: *vivir con la energía de alguien más joven* y, probablemente, lograr ese nivel de salud podría añadirle años a tu vida. Definitivamente esto **no es seguro**, pero lo que sí es **seguro**, es que le añadirá vida a tus años.

Si vemos el envejecimiento no como una enfermedad sino como un proceso natural que puede ser manejado y controlado, tendríamos que necesariamente caer en cuenta que una gran proporción del manejo adecuado de la edad se basa en dos palabras:

¡Hacer ejercicio!

Es asombroso el número de personas que mantienen la falsa creencia de que hacer ejercicio es para gente joven y que aquellos con 50 o más años deben abstenerse de hacerlo ya que éste involucra una agitación innecesaria que desgasta el organismo. **Nada más falso que esto.** Incluso conozco a una persona que tiene más de 50 años que me dijo: *"Cada vez* *que me dan ganas de hacer ejercicio me acuesto hasta que se me pasan"*, es difícil precisar si no hace ejercicio para "evitar el desgaste" o simplemente porque no le gusta.

Estadísticas de la Medicina del Deporte muestran que una aplastante mayoría de las personas que dicen no hacer ejercicio, porque "no les gusta", están haciendo un juicio "a priori" ya que, si empiezan a hacerlo, acaba por gustarles, tanto que después no pueden dejar de practicarlo para sentirse bien.

Es indudable que el ejercicio produce un estado de gozo y alegría que no sólo proviene de la satisfacción de estar haciendo algo saludable, sino de todas las variables que cambian en nuestro cuerpo con el ejercicio, entre otras y de manera notable:

1. La producción de endorfinas que son sustancias consideradas como opiáceos naturales, con una gran capacidad de producir bienestar y hasta euforia.

2. Causa gozo y alegría moverse con fluidez y agilidad y dejar atrás la torpeza y la lentitud.

3. Mejora nuestra calidad de sueño. Al mejorar éste, el ejercicio nos provee de un inicio de días refrescados y renovados, y esto aumenta la capacidad de trabajo y optimismo.

4. Aumenta el flujo de oxígeno a todos nuestros tejidos y con ello se vuelven más eficientes todas nuestras funciones corporales, desde la función neuronal pasando por la función cardiaca, hasta la pulmonar, la digestiva, la endócrina, la renal, la muscular y la ósea.

5. Reconstituye y preserva los músculos, evitando la pérdida de masa muscular (sarcopenia) y su consecuente debilidad y fragilidad.

6. Aumenta los ritmos metabólicos haciéndonos quemar más calorías aún en reposo, con lo cual nuestro control de peso se vuelve fácil y accesible.

7. Baja los riesgos de todas las enfermedades degenerativas desde los infartos hasta el cáncer.

8. Mejora la postura y el sentido de equilibrio y a través de ello puede prevenir peligrosas caídas.

9. Provee de un estado mental lleno de claridad y entusiasmo.

10. Nos proporciona una sexualidad vibrante y duradera.

11. Aumenta los niveles de ciertas hormonas vitales como la hormona de crecimiento.

Veamos lo siguiente: articulaciones rígidas y tensas, metabolismo lento y pérdida de masa muscular con acumulación de grasa son acompañantes frecuentes del proceso de envejecimiento pero también de una vida sedentaria. Lo que hemos hecho es calumniar a la vejez de ser la productora de dificultades que, de hecho, tienen su origen real en la vida estacionaria a su vez producida por la falsa creencia de que las personas mayores no deben hacer ejercicio.

La vida sedentaria es la primera causa de **sobrepeso**, de torpeza de movimientos, de pérdida gradual del equilibrio con las consecuentes caídas; y todo esto nos vuelve todavía más perezosos e incapaces para tener una vida activa. Así se crea un círculo vicioso a través del cual el sobrepeso disminuye la actividad y, la inactividad, causa el sobrepeso. Este círculo acaba enfermándonos gravemente y nos conduce a la incapacidad y al sufrimiento y, en última instancia, termina matándonos, pero la muerte resultaría un alivio considerando que de no morir, que es lo más probable, viviríamos de diez a quince años más con un gran malestar, sufrimiento y dependencia sobre los demás.

Resulta claro que al volvernos dependientes de otros no sólo nos causamos malestar y sufrimiento, sino que terminamos haciéndole lo mismo a nuestros seres queridos.

El ejercicio, de nueva cuenta, es un asunto de decisión y es curioso como muchas personas toman suficientes decisiones inteligentes como para alcanzar un buen patrimonio y una buena posición social, sin embargo no las toman para conservar su salud y tener un cuerpo vigoroso.

Otra de las falsas ideas muy difundidas es que hacer ejercicio aeróbico es más que suficiente, esto es falso ya que los otros tipos de ejercicio son igualmente importantes y de hecho se complementan uno al otro, actuando en sinergia.

Existen tres categorías de ejercicio:

1. Ejercicio aeróbico también llamado cardiovascular.

2. Ejercicio de resistencia: pesas y aparatos.

3. Ejercicio de flexibilidad y coordinación.

Ejercicio aeróbico o cardiovascular

Es el llamado "cardio" en los gimnasios y es probablemente la forma más popular de ejercicio, ya que abarca formas tan diversas como la caminata, el ciclismo, la carrera o el trote, la natación, etc. De hecho cualquier deporte que aumente la frecuencia cardiaca por un periodo sostenido de tiempo se considera en esta categoría.

Beneficios del ejercicio cardiovascular

- **Aumento general de la salud**: El estudio de seguimiento de graduados de la Universidad de Harvard realizado durante 30 años mostró que aquellos que se mantenían más o menos activos estaban considerablemente en menor riesgo de enfermar y morir.

- **Reducción de la grasa corporal**: Los ejercicios aeróbicos usan las reservas de carbohidratos y grasas como fuente de energía. Entre más largo y vigoroso sea éste más calorías se queman.

- **Disminución de riesgos de ataques cardiacos**: La disminución en los niveles de insulina ayuda a reducir el riesgo de arterioesclerosis. Como el ejercicio físico disminuye los niveles de insulina, los riegos de ataques al corazón se reducen.

- **Mejoría de la eficiencia cardiaca**: La Asociación Norteamericana del Corazón recomienda veinte minutos de ejercicio cardiovascular por lo menos tres días a la semana para mantener una buena salud cardiaca.

- **Reducción de presión arterial**: Otros estudios han mostrado que el ejercicio aeróbico es un método efectivo para bajar la presión arterial. Asimismo fortalece el músculo cardiaco, esto permite a la sangre circular con menor esfuerzo y esto a su vez permite reducir la presión arterial y con ello los riesgos de embolias y ataques cardiacos.

• **Reducción de estrés**: Veinte minutos o más de ejercicio cardiovascular a intensidad moderada ha mostrado excelentes resultados en la reducción del estrés.

• **Aumento de resistencia**: El ejercicio aeróbico regular aumenta la resistencia muscular haciendo que las tareas cotidianas resulten más fáciles.

• **Mejoría en la calidad del sueño**: Investigaciones llevadas a cabo en las universidades de Stanford y Emory reportan que las personas mayores que participan en ejercicios de caminata concilian el sueño mejor que las inactivas y, después de cuatro meses, aquellos que se ejercitan regularmente reportan quedarse dormidos en la mitad del tiempo y prolongar su periodo de sueño una hora más que antes.

Ejercicio de resistencia

El ejercicio de resistencia se puede hacer con un manual o con cursos por Internet, actualmente existen en el mercado cd's de ejercicios, desde luego, sería ideal tener un instructor, ya que es deseable cambiar las rutinas de cada grupo muscular cada tres o cuatro semanas.

La contracción muscular necesita de una resistencia de oposición en este tipo de ejercicio, y esta resistencia se encuentra en formas muy variadas, desde máquinas con peso que se opone a un grupo muscular hasta pesas libres, flexión de barras y ligas. El peso del cuerpo se puede usar como resistencia en el caso de las lagartijas, sentadillas y flexiones abdominales.

Beneficios del ejercicio de resistencia:

- **Reducción de grasa corporal y disminución de colesterol**: Los ejercicios con pesas representan la mejor manera de quemar grasa y son más efectivos para perder peso que los ejercicios aeróbicos ya que continúan quemando calorías no sólo durante el tiempo del ejercicio, sino también en el descanso.

- **Aumentan la densidad ósea**: Un estudio hecho en la Escuela de Medicina de la Universidad de Washington en 1988 concluyó que los ejercicios con pesas llevan a significativos aumentos en la densidad mineral de los huesos y eso representa buenas noticias para la prevención de osteoporosis.

- **Aumento de fuerza corporal:** La mayor parte de la gente, independientemente de su edad, experimenta mejorías en semanas. Un estudio hecho en 1993 examinó los efectos de un programa de ejercicio con pesas en 42 semanas en personas en sus 60's, 70's y 80's. Después de casi diez meses había ganancias de fuerza (hasta en 65% más) en el grupo de ejercicio y ninguna en el grupo que no lo hizo. La mayor parte de las ganancias en fuerza ocurrieron entre las seis y doce semanas del programa.

- **Reducción de lesiones**: La fuerza muscular disminuye el esfuerzo de los huesos durante los ejercicios de impacto (tales como caminar, correr y jugar tenis) y mejora el equilibrio dinámico que hace a la persona menos propensa a sufrir caídas y otros accidentes. Más fuerza muscular lleva a más fortaleza ósea y más fuerza en el tejido conectivo (ligamentos y articulaciones) y todo ello trabaja junto para mejorar la capacidad funcional y disminuir el potencial de lesiones y fracturas.

• **Mayor facilidad para llevar a cabo tareas cotidianas**: Muchas actividades como levantar a un niño, levantarse de una silla o cargar bolsas u otros objetos domésticos van requiriendo de mayor esfuerzo con la edad. Supongamos que la máxima carga que pueden levantar sus bíceps es de 10 kilogramos; supongamos también que tiene que cargar una maleta de 10 kilos en un aeropuerto, eso requiere del 100% de su esfuerzo. Participar en un programa de ejercicio con pesas puede incrementar la fuerza del bíceps para que aguante 20 kilogramos, ahora cargar la maleta resulta fácil.

• **Estabilidad emocional**: El ejercicio estimula la producción de neurotransmisores y de este modo crea lo que se llama "euforia post ejercicio" o respuesta de endorfinas. Esto nos hace sentir mejor y menos estresados. Una sesión de 20 minutos genera de 90 a 120 minutos de relajación.

• **Reducción de atrofia muscular**: La mayor parte de la gente de arriba de 20 años pierde entre 250 y 300 gramos de masa muscular cada año si lleva un estilo de vida sedentario. Esto no ocurre si se mantiene un nivel adecuado de ejercicio con resistencias.

• **Mejoría en la apariencia física**: La apariencia corporal está íntimamente ligada a la relación músculo-grasa en nuestro cuerpo. Las dietas reductivas no mejoran la composición corporal. Lo mismo ocurre con hacer abdominales o sentadillas; sólo una reducción considerable de calorías con conservación o aumento de la masa muscular mejora nuestra figura. El ejercicio con pesas puede moldear su figura ya que permite mejorar la apariencia de brazos, piernas, abdomen, etc., al añadir masa muscular en las partes del cuerpo que deseamos mejorar en apariencia.

Ejercicio de flexibilidad y coordinación

"Flexibilidad" se define como el rango de movimiento posible de una articulación. Conforme envejecemos la movilidad articular resulta crucial para mantener la fuerza física, la postura adecuada y un rango amplio de movimientos. Los ejercicios de flexibilidad, con sus movimientos suaves, logran incrementar la longitud de ligamentos y articulaciones ayudando a los músculos a mejorar su eficiencia. Asimismo ayudan a reducir el estrés, a aliviar el dolor de la espalda baja y a disminuir enormemente la posibilidad de lesiones. Este programa de ejercicio puede ser desde muy simple (como estirar los grupos musculares mayores al despertar en la mañana) hasta más elaborado (como clases de yoga o Pilates).

El método recomendado para incrementar la flexibilidad es un programa de estiramiento que debe practicarse entre tres y siete días a la semana. Al aumentar la flexibilidad y trabajar la coordinación se mejora el sentido de equilibrio que depende de la información enviada por los ligamentos y tendones. Con un agudo sentido de equilibrio se pueden evitar las caídas que tanto incapacitan a las personas mayores.

Hay numerosos estudios que concluyen lo mismo y es que el ejercicio de flexibilidad y coordinación mejora en gran medida el equilibrio, con lo cual, se puede evitar hasta el 90% de las caídas con sus frecuentes fracturas.

Beneficios del ejercicio de flexibilidad:

• **Aumento de flexibilidad y rango de movimiento en las articulaciones**: Son vitales para la buena postura, especialmente para los músculos flexores de la cadera y extensores de la espalda. Además, alivian hasta en un 80 % la mayor parte de los dolores crónicos de espalda baja ya que éstos, en su mayoría, son causados por un acortamiento y tensión de los músculos flexores de la cadera, por lo que un programa de estiramiento de estos músculos puede reducir el riesgo de dolor.

• **Reducción de estrés:** En el mundo turbulento actual encontramos estrés en varios frentes. Los músculos tensos pueden estar ligados al aumento del estrés y esto puede ser reducido con ejercicios de flexibilidad. Michael J. Alter, autor del libro *"La Ciencia de la Flexibilidad"*, dice: *Uno de los grandes beneficios de estirarse es que reduce el estrés ya que la relajación es la cesación de la tensión muscular. La tensión gasta energía y termina fatigándonos prematuramente. La experiencia cotidiana muestra que un músculo relajado es menos susceptible a la fatiga y a los dolores.*

Para concluir, hagamos un resumen práctico de recomendaciones:

Recomendaciones aeróbicas:

• Alcanzar una intensidad de entre el 70 y el 85% de su ritmo cardiaco máximo. (Para calcular el ritmo cardiaco máximo sólo hay que restarle la edad a 220. Ejemplo: A los 56 años se tendrá un ritmo cardiaco máximo de 220-56 = 164).
• El modo de ejercicio aeróbico deberá alternarse cada tres semanas entre caminar, correr, ciclismo, tenis, natación, etc.
• Cada sesión debe durar entre 20 y 60 minutos.
• La frecuencia debe de ser entre tres y seis días de ejercicio aeróbico por semana.

Recomendaciones de resistencia:

• Usar peso suficiente para lograr fatiga muscular y realizar entre ocho y doce repeticiones de cada ejercicio para lograr un marcaje muscular.

- Usar peso suficiente para acumular fatiga muscular y realizar entre doce y quince repeticiones si lo que se quiere es una apariencia más esbelta.
- Usar peso suficiente para acumular fatiga muscular y realizar entre cuatro y ocho repeticiones si lo que se quiere es fuerza y masa muscular.
- Siempre hacer de una a cuatro series de cada ejercicio.
- Hacer de uno a cuatro ejercicios para cada grupo muscular mayor, ejemplo: pectorales, hombros, etc.
- Hacer de dos a cuatro días por semana para cada grupo muscular, alcanzando el punto de fatiga muscular.

Recomendaciones de elasticidad y estiramiento:

- Practicar ejercicios de elasticidad y estiramiento por lo menos cinco o seis días a la semana.
- La sesión de ejercicios debe cubrir los grupos musculares mayores.
- Cada grupo muscular debe ser estirado por lo menos de 30 a 40 segundos.
- Las sesiones de estiramiento deben ser con los músculos calientes para evitar lesiones.
- Cada sesión de estiramiento debe tomar entre ocho y diez minutos.

CAPÍTULO VI

La modulación hormonal

Rejuvenecer después de los 50 años.
Sentando los fundamentos

Tengo un paciente de 67 años que se refiere a los cambios que ha experimentado como resultado de su terapia de reemplazo hormonal como un parte aguas en su vida, expresando mejorías, sobre todo en el área de su funcionamiento sexual, pero también en los sectores de claridad mental, optimismo y energía de vida.

Varios estudios de investigación en lugares de gran prestigio científico revelan que la mayoría de los adultos tienen niveles significativamente bajos de hormonas esenciales desde los 40 años.

Ambos, mujeres y hombres, fundamentan su bienestar en un balance crítico y óptimo de un puñado de hormonas:

- Hormona tiroidea.
- Estrógenos.
- Testosterona.
- DHEA (Dehidroepiandrosterona).

- Melatonina.
- Cortisol.
- Hormona de crecimiento.

Cada una tiene una función específica e interactúa con las otras para producir un ambiente hormonal a modo de un equipo cuyo objetivo es producir mayor salud y vigor. Prácticamente todas nuestras funciones se relacionan de una manera o de otra con hormonas en funciones tan diferentes como la regulación de la temperatura corporal, calidad de sueño o balance hidroelectrolítico; si tenemos bajos los niveles de algunas de estas hormonas se produce un desequilibrio que a su vez desemboca en un lento y constante deterioro, con disminución de la masa muscular, pérdida de la libido, baja de energía, aumento de la grasa corporal, desmineralización de los huesos y osteoporosis, reducción en lozanía y elasticidad de la piel, pérdidas de memoria, dificultades cardiovasculares, insomnio, irritabilidad, variaciones de humor y depresión entre otros síntomas.

Con el paso de los años estos síntomas se van haciendo más notables y la relación entre ellos y los niveles hormonales resulta innegable, es por este mismo punto por el que uno de los aspectos cruciales del tratamiento propuesto por la **Medicina del Control de la Edad** es reestablecer niveles hormonales compatibles con 40 o 45 años, y hacer que la orquesta hormonal toque armónicamente una sinfonía de vigor, vitalidad y salud.

Con estos procedimientos es posible y viable posponer pérdidas prematuras; tomemos en cuenta que los receptores en nuestras células que se estimulan con las diversas hormonas no pierden con la edad su capacidad de responder a los mensajes de éstas, lo que quiere decir que lo único que están esperando estos receptores es ser estimulados para responder de inmediato. Restaurar el equilibrio hormonal con niveles óptimos de hormonas y con estilos de vida más saludables puede, en efecto, **revertir** la tendencia al deterioro. Esto, sin duda, constituye una de las claves más importantes de nuestra capacidad de echar el reloj para atrás.

La salud hormonal juega un papel primordial en nuestra calidad de vida y en nuestra sensación subjetiva de bienestar. Nuestras hormonas son producidas por el sistema endocrino que a su vez está compuesto por ocho glándulas de secreción interna (endocrinas) que son:

1. **La hipófisis o glándula pituitaria** que es la directora de la orquesta endocrina y la que regula a las otras glándulas.

2. **La glándula pineal** que regula nuestros ritmos biológicos, estados de ánimo y estimula el despertar de la pubertad.

3. **La glándula tiroides** que regula nuestro ritmo metabólico.

4. **Las glándulas paratiroides** que controlan el calcio y el bienestar de nuestros huesos.

5. **Las glándulas suprarrenales** tienen un papel adaptativo al estrés y regulan el equilibrio de líquidos y sales.

6. **El páncreas** es el productor de insulina y con ello regula el nivel de glucosa en sangre y el metabolismo de carbohidratos.

7. **Los ovarios** son los productores de hormonas femeninas involucradas en el desarrollo de los órganos sexuales y de las características sexuales secundarias en las mujeres.

8. Los testículos son la fuente de origen de las hormonas masculinas y se encargan del desarrollo de los órganos sexuales, de su buen funcionamiento y del desarrollo de las características sexuales secundarias en los hombres.

Nuestras hormonas circulan en la sangre y llegan a sus "órganos blanco" ayudando a desempeñar diversas funciones.

El funcionamiento armónico del sistema endocrino determina nuestra salud y bienestar.

La edad va de la mano con una disminución en los niveles de las principales hormonas y esta disminución, a su vez, ocasiona el desgaste y el envejecimiento. De lo anterior se desprende la clara conclusión de que si deseamos frenar el desgaste y el envejecimiento debemos mantener niveles hormonales propios de una persona joven.

Sin embargo hay dos hormonas conocidas por su capacidad de promover el desgaste, el envejecimiento y las enfermedades degenerativas, son la insulina y el cortisol, por lo que deben mantenerse en el rango bajo o mínimo de la normalidad.

A continuación presento una breve pero clara semblanza de cada hormona y su papel en el cuerpo y en nuestro bienestar.

Hormona de crecimiento

La hormona de crecimiento según el doctor Eric Braverman, debería de llamarse hormona de la reparación. En efecto, la hormona de crecimiento debe su nombre al hecho de que nos hace crecer durante la adolescencia, aunque es claro que se sigue produciendo 30 o 40 años después de que terminamos de crecer, y si esto es así, su papel ya no es hacernos crecer, sino hacer eficientes un número de procesos que reparan daños en nuestro cuerpo.

Si comparáramos nuestro organismo a una casa las funciones de la hormona de crecimiento serían similares a tener, de planta, a un grupo de trabajadores especializados en nuestro hogar, pendientes de que cualquier daño o desgaste se repare rápida y eficientemente. La cuadrilla compuesta por un carpintero, un pintor, un electricista y un plomero se encargarían de mantener nuestra casa funcionando a la perfección.

Del mismo modo, la hormona de crecimiento mantiene nuestra masa muscular, nuestra solidez ósea, nuestro grosor de piel, nuestra libido, nuestro flujo renal y, sobre todo, nuestra sensación subjetiva de bienestar y vitalidad, y además, aumenta la eficiencia del sistema inmunológico protegiéndonos contra infecciones y mutaciones cancerígenas.

Algunas personas mal informadas dicen, (probablemente influenciadas por el nombre de la hormona), que si se tiene un pequeño tumor, al usar la hormona de crecimiento, éste crece y se hace grande. Lo cierto es que al estimular el sistema inmunológico, éste ataca células cancerosas impidiéndoles incrementarse y reproducirse. Esto no detendría un tumor ya existente, pero, desde luego, un tumor que inicia no aumenta su tamaño como efecto de la hormona.

Secundariamente la hormona de crecimiento ayuda a acelerar la cicatrización de heridas, también a controlar niveles peligrosos de colesterol y mantiene saludables nuestras mitocondrias y con ello nuestros niveles de energía.

El uso de la hormona de crecimiento es seguro y sus efectos *indeseables* como lo dice, literalmente, un artículo publicado en el prestigioso "New England Journal of Medicine" en 1999, son menores, proporcionales a la dosis y reversibles en su totalidad.

En 2003 el doctor Cohen, director de endocrinología en la escuela de medicina de la University of California at Los Angeles (UCLA) reporta que: "*Toda la evidencia muestra que la hormona de crecimiento es una de las sustancias más ino-*

cuas que tenemos. Miles de pacientes la han recibido en los últimos 16 años, sin efectos nocivos".

Existe un pequeño número de contraindicaciones médicas para el uso de hormona de crecimiento como el aumento de presión intracraneal, el síndrome del túnel del carpo, la diabetes fuera de control, etc., que pueden ser detectadas con una historia médica cuidadosa y un examen físico completo.

Dehidroepiandrosterona (DHEA)

La dehidroepiandrosterona es la madre de muchas hormonas derivadas del colesterol. La fuente de esta abundante hormona esteroidea son primordialmente las glándulas suprarrenales, aunque se produce de manera secundaria en pequeñas cantidades en otros tejidos.

La DHEA puede convertirse en estrógenos o en testosterona conforme se necesite, pero, por sí misma apoya nuestros niveles óptimos de energía, ayudándonos a eliminar la grasa intra-abdominal; ayuda en gran medida a mantener un peso adecuado y se sabe que existe en niveles deficientes en la mayor parte de las personas con sobrepeso arriba de 40 años. Además, estimula el sistema inmunológico y da una mayor resistencia al estrés. Asimismo actúa como precursor de estrógenos y/o de testosterona reduciendo los efectos de la menopausia y la andropausia.

La DHEA hidrata la piel manteniendo su flexibilidad y lozanía, y también ayuda a evitar las "manchas de la edad", su impacto sobre la densidad ósea es importantísimo y de este modo actúa como un agente preventivo de osteoporosis.

Un adecuado nivel de DHEA es indispensable para mantener y aun incrementar ligeramente la libido, sobre todo en el sexo femenino.

Hormonas esteroides suprarrenales

La principal hormona esteroide suprarrenal es el cortisol, pero hay otras en menor cantidad. Estas hormonas son críticas para la vida y para la respuesta adaptativa a amenazas externas y al estrés.

Entre otras actividades, el cortisol, despierta al cuerpo cuando nos levantamos después de dormir, influye sobre el metabolismo de proteínas, grasas y carbohidratos y ayuda a regularizar la presión arterial. También es importante en la estabilidad del sistema inmunológico, controla la inflamación, sobre todo la nociva inflamación silenciosa, de este modo la llamada fatiga suprarrenal nos hace propensos a enfermedades degenerativas.

Al cortisol también se le llama la hormona del estrés ya que sube en respuesta a éste, pero las desventajas del exceso de cortisol serían la acumulación de grasa corporal, problemas de control de nivel de azúcar en sangre, fatiga, pérdida de minerales en los huesos y, en abundancia, debilita al sistema inmunológico.

Hay que señalar que el estrés crónico puede agotar la respuesta de las glándulas suprarrenales y causar el llamado agotamiento o fatiga adrenal, con su consecuente baja en cortisol. En todo caso resulta conveniente que, por sus propiedades de desgaste, el cortisol deba ser mantenido en los niveles bajos de la normalidad.

Melatonina

La melatonina es una hormona producida por la glándula pineal en presencia de oscuridad, por lo que también se le ha llamado cariñosamente la hormona del vampiro. Tiene un número de efectos maravillosos sobre nuestra salud, desafortunadamente su producción disminuye después de los 45 años y es muy baja después de los 60, por lo cual, frecuentemente, resulta necesario suplementarla en las personas mayores de 50 años.

Desde luego la melatonina tiene un efecto inductor y reparador del sueño lo que lo hace más saludable y prolongado y, al no ser un hipnótico, no tiene efectos adictivos. Resulta además un poderoso antioxidante, sobre todo donde es particularmente importante detener la oxidación, esto es en nuestras neuronas, ya que la oxidación es uno de los factores probados de deterioro y producción de demencias.

La melatonina tiene efectos anticancerígenos probados en el laboratorio, no tanto para combatir un cáncer ya existente, pero sí para prevenir mutaciones cancerígenas. Es un efectivo remedio para combatir el *jet lag* y se debería usar en la perimenopausia para la prevención de osteoporosis. También ha dado resultado como coadyuvante en el tratamiento de algunos casos de epilepsia, esclerosis múltiple e hipertrofia benigna de la próstata.

Hormona tiroidea

La hormona tiroidea es la reguladora del ritmo de nuestro metabolismo y uno de los más conocidos reflejos de éste es nuestra temperatura corporal.

Con la edad la glándula tiroides, situada en el cuello, tiende a aminorar su actividad. Esto a su vez reduce el ritmo del metabolismo que se hace más y más lento al disminuir la hormona tiroidea. De este modo la persona con bajo nivel de hormona tiroidea (hipotiroidismo) experimenta susceptibilidad al frío, tendencia a la hipotermia (menos de 36 grados centígrados de temperatura corporal), está cansada, tiene la piel seca, sufre de estreñimiento, tiende a subir de peso, su colesterol aumenta, así como su grasa corporal.

El hipotiroidismo clínico es fácilmente diagnosticable con un perfil tiroideo, pero existe un nivel de hormona tiroidea bajo que es compatible con niveles de T3 (hormona tiroidea activa) normales. Éste se llama hipotiroidismo subclínico y se diagnostica con una combinación de síntomas clínicos y una hormona estimulante del tejido tiroideo aumentada.

Con frecuencia hay hipotiroidismo subclínico no diagnosticado después de los 50 años que fácilmente es confundido con cuadros depresivos que son tratados, sin resultados, con antidepresivos. A veces el grado de hipotiroidismo sólo se manifiesta por cierta apatía y lentitud en la persona, con cierta depresión y falta de energía, lo cual dificulta la actividad física y crea un círculo vicioso que invariablemente conduce al sobrepeso.

El reemplazo tiroideo no es difícil con un monitoreo adecuado de niveles de hormonas tiroideas (T3 y T4) y de hormona estimulante del tejido tiroideo.

Estudios recientes de disfunciones sexuales muestran que la mayor parte de los pacientes con niveles tiroideos bajos experimentan alguna forma de disfunción sexual totalmente reversible si se normaliza la función tiroidea. La única precaución que se debe tomar es la de nunca rebasar los niveles fisiológicos normales, de este modo el reemplazo tiroideo es un procedimiento simple y barato.

Estrógenos

Los estrógenos son las hormonas femeninas por excelencia y se producen fundamentalmente en los ovarios. Son hormonas poderosas que suscitan las características sexuales secundarias en la mujer, mantienen una sexualidad funcional y saludable, así como el nivel de deseo sexual (libido). También mantienen la elasticidad de la vejiga y vagina, y la elasticidad y el buen funcionamiento de las válvulas cardiacas; regulan la menstruación, ayudan a regular el equilibrio hidroelectrolítico, y el balance de nitrógeno. Además coadyuvan en el mantenimiento del embarazo, preservan el tejido reproductivo, la piel, los senos y la integridad y el buen funcionamiento neuronal, el endotelio (capa de recubrimiento interna) arterial y los niveles de colesterol "bueno", que es el colesterol de alta densidad (HDL).

Los estrógenos también son poderosos antioxidantes, mejoran el estado de ánimo, el nivel de energía y el humor, tanto, que ganaron el calificativo del "jugo de la felicidad". Además mantienen los huesos saludables impidiendo que pierdan calcio y otros minerales, situación que conduce a la osteopenia, la osteoporosis y, finalmente, a fracturas, discapacidades y dependencia.

La dificultad con los estrógenos radica en que declinan rápidamente con la menopausia y a menudo esta declinación resulta en síntomas, tales como:

- Bochornos.
- Sudoraciones.
- Palpitaciones.
- Inestabilidad emocional con irritabilidad o depresión.
- Angustia.
- Cambios en los patrones de sueño.
- Cambio en los órganos urogenitales.

Como todos los síntomas anteriores se presentan en mujeres con una expectativa de vida larga de 30 a 40 años después de la menopausia, resulta importante que se tome una decisión conjunta entre el médico y paciente, en relación a la calidad de vida que se quiere tener en estos años.

Los beneficios de la terapia de reemplazo estrogénico son múltiples y consisten fundamentalmente en:

- Prevención de infartos y embolias.
- Prevención de pérdida de densidad ósea, con osteopenia y osteoporosis.
- Mantenimiento de neuronas en óptimo estado previniendo demencias.
- Conservación de un adecuado estado de ánimo con energía y optimismo.
- Preservación del deseo y función sexual.
- Preservación de la elasticidad de la vejiga y vagina.

Los riesgos son:

- Aumento en el riesgo de cáncer endometrial (capa de recubrimiento interno de la matriz).
- Aumento en el riesgo de cáncer de seno.
- Aumento en el riesgo de tromboflebitis en las venas profundas de los miembros inferiores.

Los beneficios del reemplazo con estrógenos superan los riesgos y en general pueden ser minimizados con:

I. El uso de hormonas bioidénticas: Hay que aclarar que durante muchos años el reemplazo hormonal con estrógenos, se hizo a base de estrógenos conjugados obtenidos de la orina de yeguas preñadas, es decir que estos estrógenos no eran bioidénticos. En la actualidad los estrógenos bioidénticos (estradiol) han reducido considerablemente el riesgo cuando comparamos sus resultados con aquellos del uso de estrógenos equinos (de caballo).

2. El método de administración: En la actualidad se usan dosificaciones precisas de estrógenos bioidénticos administrados por la piel, en parches, cremas o gel eliminando de este modo su paso por el hígado y la toxicidad para éste.

3. Determinación de niveles: En nuestro tiempo es fácil dosificar, con gran precisión, los estrógenos, ya que las determinaciones de laboratorio actuales son extraordinariamente precisas, a nivel de millonésimos de gramo. Como el riesgo depende del uso de estrógenos en dosis por arriba de los niveles normales fisiológicos, hoy en día ese riesgo sólo se daría en casos de descuido o negligencia por parte del paciente o del médico.

4. Vigilancia constante: Por fortuna los métodos para lograr un diagnóstico temprano de cualquier situación peligrosa en el endometrio o en el seno son precisos y disponibles. Cualquier médico que use reemplazo hormonal con estrógenos debe vigilar muy de cerca a sus pacientes con exámenes cuidadosos y frecuentes como el papanicolau, el ultrasonido de mama y las mastografías.

La conclusión clara es que a los beneficios delineados anteriormente de prevención de riesgos cardiacos, osteoporosis, mantenimiento y soporte neuronal, mantenimiento del deseo y buen funcionamiento sexual y mejora en el ánimo, la energía y la vitalidad, además de reducción de grasa corporal con un cuerpo más firme y con apariencia juvenil, bien valen la pena tomando las precauciones y vigilancia adecuadas.

Progesterona

La progesterona también comparte con los estrógenos la enorme capacidad de promover bienestar emocional, energía, optimismo, claridad de pensamiento y un buen estado de ánimo. En general se podría afirmar que tiene la función de proteger. Es la hormona que sostiene la segunda parte del ciclo menstrual, preparando el escenario para un posible embarazo y cuidando a éste en sus estadios iniciales. Químicamente tiene una estructura parecida a los estrógenos, variando en algunos radicales. Entre sus beneficios están:

- Promover el uso de grasa corporal como fuente de energía.
- Normalizar la glucosa en sangre influyendo favorablemente sobre el metabolismo de carbohidratos.
- Mejoría en el deseo sexual y la oxigenación celular.
- Efecto reforzador de la hormona tiroidea.
- Efecto diurético débil.
- Estimula la producción de hueso.
- Tiene afinidad por los receptores de ácido gama aminobutírico (GABA) que es el neurotransmisor de la tranquilidad y con ello genera sentimientos de tranquilidad y bienestar.
- Regula niveles de otras hormonas.
- Mejora el impulso nervioso y mantiene el buen estado neuronal.

La progesterona también declina en la menopausia y sus bajos niveles predisponen a la pérdida de hueso y osteoporosis. Su deficiencia puede ocasionar irritabilidad y ansiedad.

En mujeres que no han llegado a la menopausia, el nivel bajo de progesterona puede causar el llamado "Síndrome de Tensión Premenstrual" y menstruaciones dolorosas.

La progesterona aumenta la sensibilidad a los estrógenos pero protege contra el cáncer de endometrio. Este papel protector parece no existir en los casos de cáncer de seno, donde, inclusive, puede aumentar la incidencia de ellos.

En términos muy generales se puede afirmar que la clave del buen funcionamiento está en el equilibrio entre los estrógenos y la progesterona y, de este modo, un desequilibrio

como el aumento relativo de estrógenos sobre la progesterona (dominancia estrogénica) podría producir irritabilidad,
explosiones de enojo, impulsividad y angustia prevalente que
puede manifestarse como episodios de pánico y trastornos del
sueño. Pero por otro lado un aumento relativo de progesterona, sin el balance estrogénico adecuado, produciría apatía,
lentitud, depresión y fatiga.

Por último, es importante recalcar que a pesar de que los
riesgos han disminuido considerablemente desde los tiempos
de los estrógenos conjugados equinos, es crucial mantener a
la paciente bien informada y tomar la decisión con ella.

Testosterona

Contrario a la creencia popular de que la testosterona es únicamente una hormona sexual, mencionaremos, para empezar, que tiene otras muchas funciones igual o más importantes
que su papel en el desempeño sexual. Para ilustrar esto baste
decir que existen más receptores de testosterona en el corazón y en el sistema nervioso que en los genitales y esto, lo
único que expresa, es que la testosterona es vital para el buen
funcionamiento cardiaco y neuronal.

También existen receptores para esta hormona en el resto
del cuerpo por lo que, tanto en hombres como en mujeres, la
testosterona:

- Produce una gran sensación de vitalidad, energía y optimismo.

- Disminuye el cansancio, la irritabilidad y la tristeza aumentando
tanto la energía física como la mental.

- Mantiene y aumenta la masa muscular proporcionando mayor fuerza haciendo que nuestra eficiencia y resistencia al ejercicio físico mejore.

- Obviamente mantiene el deseo sexual así como la funcionalidad óptima en esta área.

- Mantiene la elasticidad y el grosor de la piel.

- Mejora la eficiencia del sistema inmunológico.

- Optimiza la calidad del sueño causando despertares llenos de energía y disposición al trabajo.

- Disminuye la grasa corporal especialmente la intra-abdominal que es la más peligrosa.

- Protege la capa de recubrimiento de las arterias (endotelio), mejorando su función y protegiendo de este modo la circulación en el corazón y en el cerebro.

- Mejora la eficiencia del metabolismo de carbohidratos.

- Ayuda a mantener un saludable perfil de colesterol.

- Reduce el riesgo de cáncer prostático.

- Protege los huesos conservando su mineralización.

- Mejora la función de las proteínas volviéndolas más eficientes.

Pero al igual que los estrógenos y la progesterona en el caso de las mujeres, la testosterona también declina en el periodo que se conoce como andropausia que ocurre entre los 55 y los 60 años de edad en los hombres.

En las mujeres la testosterona declina antes, junto con los estrógenos y la progesterona, y esta disminución contribuye al deterioro y envejecimiento después de los 50 años.

La testosterona, para ejercer su función, tiene que estar libre de la unión de unas proteínas llamadas "globulinas adherentes de las hormonas sexuales" y es por ello que en las determinaciones de laboratorio se piden ambas cifras, la de testosterona total y la de testosterona libre. Aproximadamente el 2% de nuestra testosterona total está libre y el resto está ligada a las globulinas mencionadas y es inactiva, aunque disponible si se libera esta ligadura.

Con la edad ocurren dos cosas:

1. La testosterona libre disminuye como resultado de una mayor captura por las globulinas que se adhieren.

2. Más y más testosterona es convertida en estrógenos por las aromatasas producidas principalmente en el tejido graso. Las aromatasas son unas enzimas que se producen en la grasa abdominal y tienen la propiedad de aromatizar la testosterona. Aromatizar no quiere decir producir olor, sino modificar la estructura molecular de la testosterona convirtiéndola en estradiol. El aumento de estrógenos perjudica no sólo por la vía de disminuir la testosterona disponible, sino porque se sospecha, con evidencia científica creciente, que son los estrógenos en cantidades mayores a las normales los que producen el cáncer de próstata. El exceso de estrógenos en los hombres duplica el riesgo de embolias e incrementa la incidencia de arterioesclerosis coronaria, la inflamación silenciosa y la incidencia de trombosis en general.

La deficiencia de testosterona es un riesgo grave ya que todas las funciones de esta vital hormona se vienen al suelo y para tener un parámetro útil, diremos que a los 80 años el nivel de testosterona es del 20% de lo que era entre los 30 y los 40 años.

La declinación del nivel de testosterona es lenta, iniciándose en los 30 tardíos y resultando en riesgos crecientes de obesidad, diabetes, cardiopatías y depresiones, todas ellas constituyendo la mayor amenaza a nuestros años dorados que se pueden convertir en negras pesadillas de sufrimiento y discapacidad. Un altísimo porcentaje de este pesar tiene sus inicios en la baja de testosterona.

La buena noticia, en oposición a la amenaza, es que la mayoría de los síntomas de deficiencia de testosterona pueden ser interceptados y revertidos con la restauración de los niveles de testosterona a aquellos que teníamos alrededor de nuestros 40 años. En Estados Unidos, donde las estadísticas son más confiables, las recetas médicas para restaurar testosterona a niveles más juveniles tuvieron un 50% de aumento de 2001 a 2005 para sumar un total de 2 millones, 300 mil recetas en 2005.

Desgraciadamente entre nuestra población de arriba de 50 años aún existen millones que padecen los devastadores efectos de la deficiencia de testosterona. Peor aún, como consecuencia del aumento en el número de personas mayores de 60 años, se sumarán más millones de gente que padece esta deficiencia sin siquiera saberlo.

Tal vez la razón principal por la que los médicos no toman acción para corregir esto se debe a la creencia (en la actualidad carente de sustento científico) de que la suplementación con testosterona es peligrosa y no tiene bases médicas para usarla. Parte de esta creencia está sustentada en que alrededor de la década de los cincuenta algunas compañías farmacéuticas vendían testosterona sintética y químicamente alterada llamada metil-testosterona. Esta sustancia no existe en el cuerpo humano y, por lo tanto, no es **bioidéntica** y como tal, empezó a causar estragos similares a los causados por los estrógenos equinos conjugados. Otra razón radica en que en los años ochenta algunos atletas ambiciosos empezaron a usar esteroides anabólicos no bioidénticos en dosis excesivas y a producirse daños que generalizaron a la testosterona de manera injustificada.

La información actual disipa la mayor parte de los malos entendidos del pasado acerca del uso de la testosterona, y puedo decir que actualmente, el uso de testosterona **bioidéntica**, usada por vía diferente de la oral y controlada y vigilada en cuanto a sus efectos sobre la próstata, nos permite gozar de sus enormes beneficios sin problema.

En abril de 2007 los doctores Miner y Seftel publicaron una revisión de la literatura médica al respecto en la revista "International Journal of Clinical Practice", en el artículo literalmente dicen lo siguiente: *"Estudios recientes han demostrado que el hipogonadismo (baja testosterona) en los hombres puede ser más frecuente de lo que se pensaba previamente y va fuertemente asociado al síndrome metabólico y puede ser un factor de riesgo para la diabetes tipo II y para la enfermedad cardiovascular. Los estudios clínicos han mostrado que la terapia de reemplazo de testosterona en hombres con hipogonadismo, mejora los indicadores del síndrome metabólico y los factores cardiovasculares de riesgo. Mantener los niveles de testosterona en el rango normal ha contribuido a la salud ósea, a la conservación de la masa muscular y a otras funciones tales como "la condición física" y el funcionamiento sexual, sugiriendo que la testosterona puede ayudar a prevenir la fragilidad en hombres mayores. Basándonos en el conocimiento actual, la terapia de reemplazo de testosterona no parece poseer mayores riesgos de salud en pacientes sin cáncer de próstata y por contraste puede ofrecer beneficios de salud sustanciales"*.

A riesgo de ser reiterativo, subrayo que la testosterona bioidéntica no ha mostrado tener efectos adversos o nocivos sobre la próstata masculina y de hecho puede mejorar la función prostática en hombres con niveles normales-bajos de testosterona. Por supuesto la testosterona está **contraindicada** en hombres con cáncer de próstata, pero no así en individuos que padecieron este mal y se encuentran clínicamente curados.

La vigilancia de niveles de testosterona es indispensable para no alcanzar niveles excesivos (más altos que los fisiológicos) que sí resultan peligrosos. La terapia con testosterona debe ser acompañada por una dieta saludable, con suplementos, ejercicio físico constante y por un estilo de vida saludable en general.

Queda por mencionar el importantísimo sector de nuestro estado de ánimo y equilibrio emocional. La testosterona ha mostrado una y otra vez efectos importantes y éxitos terapéuticos en casos de depresión en adultos de ambos sexos mayores de 50 años, sobre todo en aquellos que no habían mostrado una respuesta favorable a los antidepresivos, y es que es un hecho que un número tan importante como el 30% de los hombres mayores deprimidos no responden a la terapia psiquiátrica convencional con antidepresivos y, sin embargo, responden de inmediato a la restauración de niveles juveniles de testosterona y en muchos casos aun sin el antidepresivo.

Pero dejando a un lado la depresión, el grado de vigor y energía reportados subjetivamente por los pacientes tratados con terapia de reemplazo de testosterona es impactante. Se les ve llenos de optimismo y confianza en sí mismos, tienen interés por una variedad de actividades y contactos sociales y un grado importante de ello se deriva de un óptimo funcionamiento sexual que sube la autoestima y mejora tanto la relación de pareja como la visión del mundo en general.

Veamos por último las cifras publicadas por la "American Heart Association" en noviembre del 2007 acerca de los niveles de testosterona en hombres de diferentes edades con subsecuentes incidencias de enfermedad y muerte por diversas causas, incluyendo por cardiopatías y por cáncer.

NIVELES SANGUÍNEOS DE TESTOSTERONA E INCIDENCIAS SUBSECUENTES DE ENFERMEDAD Y MUERTE.				
	Testosterona más alta	Siguiente nivel	Baja testosterona	La más baja testosterona
Causas totales de mortalidad	41% menos muertes	38% menos muertes	25% menos muertes	La más alta incidencia de muertes
Enfermedad coronaria	48% menos muertes	41% menos muertes	29% menos muertes	La más alta incidencia de muertes
Cáncer	29% menos muertes	23% menos muertes	26% menos muertes	La más alta incidencia de muertes

Veamos un cuadro que resume un importante estudio que analizó la relación de las hormonas naturales con los porcentajes de mortalidad en hombres con insuficiencia cardiaca crónica:

• Testosterona libre.

• Hormona de crecimiento.

• DHEA (Dehidroepiandrosterona).

Status hormonal	Porcentaje de sobrevivencia a los tres años
Altos niveles de testosterona	83% sobreviven
Deficiencia en una de las tres hormonas	74% sobreviven
Deficiencia en dos de las tres hormonas	55% sobreviven
Deficiencia en las tres hormonas	27% sobreviven

En 2008 McGraw-Hill books publicó un futuro éxito titulado "Testosterone for life" que reúne una compilación hecha por expertos acerca del reemplazo hormonal con testosterona. Estos expertos provienen de la prestigiosa Escuela de Medicina de la Universidad de Harvard. Lo expuesto en ese libro acaba con las opiniones llenas de prejuicios e ignorancia acerca del reemplazo hormonal con testosterona.

Por último diré que conforme las mujeres entran a la menopausia, son confrontadas con una decisión difícil. La producción natural del cuerpo de estrógenos, progesterona, DHEA y otras hormonas necesarias para mantener la salud y el vigor rápidamente declina y como resultado sobrevienen cuadros sintomáticos variados ante la baja o ausencia de hormonas necesarias para regular procesos físicos y emocionales críticos.

De este modo puede haber depresión, irritabilidad, angustia, pérdida de memoria, bochornos, pesimismo, sudoraciones nocturnas, pérdida de deseo sexual, insomnio y pérdida de autoestima, además de una variedad de amenazas a la salud, desde infartos, diabetes, osteoporosis, etc.

Por otro lado los hombres sufren también, aunque sea unos años después de una serie de desórdenes comparables que oscilan desde desagradables hasta letales en respuesta a la baja de hormonas.

Quizá el más importante temor ante el uso de reemplazo hormonal sea la preocupación acerca del cáncer y sin embargo no nos damos cuenta de que los productores de esta enfermedad son las mutaciones acumuladas a lo largo de los años, básicamente por lo que nos comemos, por la exposición a tóxicos, pesticidas y contaminantes, y por nuestro deficiente estilo de vida con su consecuente abuso de sustancias y su ritmo sedentario carente de ejercicio. Estas causas son las que más nos exponen a cáncer y no el reemplazo hormonal. Si cambiamos los factores anteriores, podremos prevenir las mutaciones cancerígenas y gozar de un reemplazo hormonal que nos devuelva la energía y la alegría de vivir junto con la salud, vitalidad, vigor, autosuficiencia y entusiasmo. En el libro citado en párrafos anteriores "Testosterone for Life" se expone, de manera clara, como la incidencia de cáncer no está ligada a los niveles de testosterona normales y sí a los niveles bajos.

CAPÍTULO VII

El control del riesgo de las enfermedades degenerativas

Los años dorados.
Contrarrestando los orígenes del pesar y sufrimiento

Veamos un caso que no tuvo buenos resultados. Se trata de un individuo de sexo masculino de 52 años con un grado importante de osteoporosis, sobrepeso y mucho estrés, aunado al consumo de entre cinco y diez refrescos de cola al día. Este paciente no pudo ser convencido de la importancia de revertir la enfermedad degenerativa que estaba incubando, diciendo: *"**Prefiero disfrutar de mi vida como es, que someterme a algo que considero flagelarme todos los días**"*. Es obvio que a esta persona no pudimos transmitirle que la cantidad de sufrimiento que probablemente iba a tener en años futuros superaba con mucho la "flagelación" a la que se refería al cambiar sus hábitos. Éste como otros pacientes, busca hasta encontrar la opinión, que nunca falta, de un médico conservador y tradicional que le diga que hoy por hoy su salud está bien sin percatarse de la peligrosa tendencia que lleva.

Las enfermedades crónicas degenerativas son, sin duda, la fuente de mayor sufrimiento, malestar, dolor y dependencia de las personas que rebasan los 50 años y constituyen el 92%

de las causas de enfermedad y de mortalidad en personas de la tercera edad.

Las enfermedades crónico degenerativas aludidas son:

- Arterioesclerosis e infartos.
- Embolias y derrames cerebrales.
- Diabetes tipo II.
- Osteoporosis.
- Demencias.
- Cáncer.

Quizá la principal dificultad de estas enfermedades no sea la muerte, sino los 10 o 20 años de sufrimiento, fragilidad y dependencia que provocan.

La **arterioesclerosis** nos puede conducir a episodios recurrentes de angina de pecho, que consisten en dolores agudos en la zona precordial (corazón), generalmente ligados al esfuerzo. La enfermedad va progresando volviéndose limitante, pero, sobre todo infunde un sentimiento de temor e incapacidad.

Los **infartos**, por su potencial de repetición, también amedrentan al paciente quien, continuamente, evita hacer esfuerzos o alterarse emocionalmente. En este último punto, la familia del enfermo, en su intento por escudarlo de emociones intensas, le miente y lo aísla, creando una atmósfera artificial y falsa a su alrededor. Resulta ingenuo suponer que el afectado no se percate de lo anterior y ante esto sólo se refuerzan sus sentimientos de impotencia y frustración.

En las **embolias y accidentes vasculares cerebrales (derrames)** ocurre generalmente, un inicio súbito de incapacidad. Es frecuente que el paciente se vaya a dormir sintiéndose bien y despierte con hemiparálisis de extensión variable que causa un gran sentimiento de desesperanza y depresión. Las limitaciones físicas en forma de parálisis y/o disminución de fuerza y de sensación comunican al enfermo una percepción de pérdida severa y una falsa certeza de que su vida ha cambiado para mal en forma definitiva e irreparable. A cambio le sigue una evolución hacia la recuperación, muy lenta y plena de visitas médicas y sesiones de rehabilitación.

La **diabetes tipo II** es aún una fuente de preocupación y pesar. Pocos pacientes saben que una diabetes bien controlada puede conducir a una vida prácticamente normal y a una sobrevida similar a la normal. En contraste, la mayor parte de los diabéticos ha escuchado acerca de problemas de pérdida de visión total o parcial, úlceras infectadas de difícil recuperación, casos de gangrena y amputaciones, y de fallas renales que ameritan diálisis constantes. Si bien la retinopatía (degeneración de la retina que causa ceguera parcial o total), la nefropatía (degeneración de los riñones con pérdida funcional) y la neuropatía (degeneración de los nervios periféricos que causa dolores molestos y contribuye a mala circulación y desarrollo de úlceras) diabéticas son una realidad, también es cierto que ocurren en casos de diabetes mal controladas y complicadas. En todo caso, escuchar acerca de ejemplos de estas complicaciones en familiares o amigos, es suficiente para crear en el paciente una atmósfera de desamparo y vulnerabilidad.

La **osteoporosis** es una pérdida avanzada de minerales en los huesos. Antes se creía que era una enfermedad de las mujeres, ahora sabemos que la incidencia en los hombres, si bien un poco menor, también resulta considerable. La pérdida de minerales hace que los huesos se vuelvan frágiles y con ello propensos a fracturas por trauma (caídas) y a veces espontáneas. Las más frecuentes son las fracturas de cadera donde se rompe el cuello del fémur. Su tratamiento a menudo requiere de prótesis (articulación artificial metálica) totales de la articulación con tiempos variables de rehabilitación y con limitación subsecuente de actividad. Otro sitio que se fractura, por fortuna con menor frecuencia, son las vértebras lumbares como producto de un colapso (aplastamiento) del cuerpo vertebral, llevando al paciente a una silla de ruedas, en general paralizado de la cintura para abajo, con incontinencia de esfínteres y, en el caso de los hombres, con disfunción eréctil permanente. Si bien es cierto que puede haber intervenciones quirúrgicas para reconstruir los cuerpos vertebrales, el enfermo no se libra del impacto emocional de discapacidad y dependencia sobre los demás.

Las **demencias** son un grupo de varias enfermedades cuyo común denominador es el deterioro de capacidades cognoscitivas como la memoria, capacidad de aprendizaje, atención, velocidad de procesamiento y orientación. El riesgo es mucho mayor en personas con historia familiar de daño mental. Quizá la más conocida de las demencias es la enfermedad de Alzheimer que se caracteriza por un depósito de proteína extraña (apolipoproteína) que va deteriorando las neuronas. En los estadios iniciales de la enfermedad la persona se percata de la gradual disminución y se atemoriza desarrollando dolorosos síntomas de impotencia y frustración. Gradualmente va perdiendo capacidades hasta llegar a un grado de total dependencia ya que son incapaces de bastarse a sí mismos. Es posible diagnosticar, en forma tan temprana como entre 45 y 55 años, el llamado deterioro o declinación leve de capacidades cognoscitivas (Mild Cognitive Impairment, MCI), que nos permite tener un grado mayor de precisión para predecir cuáles personas están en riesgo de deterioro y cuáles no.

El caso del **cáncer** tiene una enorme variación en cuanto a producción de síntomas y malestares, dependiendo del tipo de tumor y de la localización de éste. Lo que es cierto, en general, es que un diagnóstico de cáncer tiene un impacto emocional devastador produciendo, con frecuencia, depresión y sentimiento de desahucio. A lo anterior se suman una o varias intervenciones quirúrgicas, generalmente extensas y dolorosas y, a menudo, desfigurantes y mutilantes. Después de la cirugía resulta común la quimioterapia y/o radioterapia con efectos colaterales indeseables e incapacitantes en grado variable.

Todas las enfermedades degenerativas mencionadas, contrario a la creencia popular de que se desarrollaron unos meses antes del diagnóstico, han tomado entre 10 y 20 años en gestarse y, por lo tanto, hubo tiempo en el que existió la posibilidad de interceptarlas de una manera completa y relativamente barata, circunstancia que contrasta con la realidad que se presenta una vez hecho el diagnóstico, esto es que la enfermedad es poco probable de ser curada al 100% y su tratamiento resulta costoso.

Salta a la vista que la necesidad de control de riesgo de enfermedades degenerativas constituya uno de los cuatro pilares de la **Medicina del Control de la Edad**, ya que con una vigilancia efectiva de estos riesgos podríamos, teóricamente, llegar al final de nuestras vidas gozando de una buena salud, de un buen nivel de energía y, quizá más importante, con la capacidad de bastarnos a nosotros mismos sin depender de los demás.

Los mecanismos que producen las enfermedades degenerativas se inician justo cuando se inicia biológicamente el proceso de envejecimiento. Una verdad admitida en Biología es que la declinación de un organismo comienza una vez que termina su punto óptimo de reproductividad. En el caso de los seres humanos el promedio de declinación de la reproductividad, es alrededor de los 28 a 30 años. Esta declinación no es perceptible en la mayor parte de los casos durante los siguientes 15 a 20 años, circunstancia que nos lleva a ir declinando sin notarlo hasta alrededor de los 45 a 50 años.

Después empieza la edad que, popularmente, se conoce como la edad de los "nuncas" ejemplo: "nunca me despertaba cansado" o "nunca me daba flojera salir a divertirme" o "nunca me había dolido esto", etc.

En el caso de las enfermedades degenerativas pasa algo muy similar, un infarto o un tumor canceroso se podrían empezar a incubar desde los 20 años y no sentirse durante los siguientes 15 o 20 años transcurridos tras los cuales, comienza la producción de síntomas y sobreviene el diagnóstico en relativamente corto tiempo, lo cual hace pensar a la persona que la enfermedad se desarrollo unos cuantos meses previos al diagnóstico de ésta.

Al igual que existe un paralelo entre el tiempo de gestación de la declinación y vejez y el tiempo de gestación de las enfermedades degenerativas, también existe un paralelo quizá más exacto entre las causas de ambas. Lo que causa la declinación y vejez, es también lo que causa las enfermedades degenerativas. A pesar de que estas causas fueron descritas en detalle en el capítulo II conviene, aunque sea, sólo enumerarlas:

- Oxidación por radicales libres.
- Inflamación silenciosa.
- Glicosilación de proteínas.
- Declinación de niveles hormonales.
- Deterioro mitocondrial.

La clara conclusión que se deriva de esto es que interferir con los mecanismos antes enumerados, no sólo interfiere con la velocidad de declinación y envejecimiento, sino también con la gestación y desarrollo de enfermedades degenerativas.

Al igual que el envejecimiento de cada persona abarca diferentes porcentajes de los mecanismos mencionados, también las enfermedades degenerativas van seleccionando su expresión según el porcentaje de los mecanismos utilizados y los factores genéticos provenientes de las historias familiares de cada quién.

Como dije antes, la mala noticia es que una vez instalada la enfermedad degenerativa, el tratamiento rara vez es completo y siempre es muy caro. La buena noticia es que la **Medicina del Control de la Edad** conoce los factores de riesgo y cómo interferir con ellos y a esto se le llama **Manejo de Factores de Riesgo** y es uno de los cuatro fundamentos de esta nueva medicina cuyo objetivo es darnos el control de nuestro proceso de envejecimiento. Nótese la diferencia con el acercamiento de la medicina tradicional, consistente en componer lo que ya se descompuso, situación que rara vez resulta factible de manera completa.

Por lo tanto, el **Manejo de Factores de Riesgo**, tiene dos aspectos:

- El control e interferencia con la declinación y velocidad de envejecimiento.
- El control de riesgos específico a cada enfermedad.

El control e interferencia con la declinación y velocidad de envejecimiento son las medidas generales enumeradas en un cambio de estilo de vida y en una restauración hormonal a edades más juveniles. Todas ellas están descritas en detalle en los capítulos IV, V y VI.

FACTORES DE RIESGO GENERALES

- Hormonales: disminución de niveles de estrógenos y de testosterona.
- Nutricionales: bajo consumo de calcio.
- Ejercicio: falta de ejercicio o ejercicio inadecuado.
- Malos hábitos de vida: fumar, ingerir bebidas alcohólicas y bebidas carbonatadas (con gas).
- Exposición prolongada a ciertos medicamentos: esteróides usados para tratar asma o artritis, anticonvulsivantes, ciertas drogas para tratar cáncer y anti-ácidos que contengan sales de aluminio.
- Enfermedades crónicas: aquellas que alteran hormonas y afectan los riñones, estómago e intestinos.
- Edad: la pérdida de hueso se incrementa con la edad y con los hábitos sedentarios.
- Herencia: propensión familiar.

Las medidas de control de riesgos específicas de cada enfermedad serían como sigue:

Para las cardiopatías, arterioesclerosis, infartos, embolias y derrames cerebrales

Atender:

- primero el **Perfil de Lípidos.**
- La homocisteína.
- La hemoglobina glicosilada (HbA1C).
- La insulina.
- La proteína C reactiva (alta sensibilidad).
- El fibrinógeno.
- El nivel de testosterona.
- El nivel de vitamina K.
- La presión arterial.

17 causas de enfermedad arterial

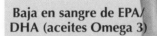

Exceso de estrógeno

Baja en sangre de EPA/
DHA (aceites Omega 3)

Exceso de triglicé-
ridos

Proteína C-reactiva
elevada

Testosterona libre
baja

Exceso de colesterol
de baja densidad

Exceso de fibrinó-
geno

Exceso de insulina

Exceso de homocis-
teína

Bajo colesterol de
alta densidad

Hipertensión

Glucosa alta

Vitamina K baja

Déficit de óxido
nítrico

Exceso de colesterol
total

Colesterol de baja
densidad oxidado

Insuficiente vitamina
D

En la imagen anterior se representan varias de las cusas de enfermedad arterial. Imaginemos que son como dagas apuntando a un corazón sano. Cualquiera de estas cuchillas nos mataría si se enterrara lo suficiente en el nuestro. En el mundo real, los humanos al envejecer, constantemente recibimos piquetes de las puntas de estas dagas. Los efectos acumulativos de estos factores de riesgos son oclusión arterial y, a menudo, angina u ataque cardiáco agudo.

Dado que el control de factores de riesgo ya se mete en terrenos técnicos especializados, sólo mencionaré, como ejemplo, que en este campo tomamos medidas tan diversas como evitar grasas saturadas, carbohidratos de alto índice glicémico, usar medicamentos reductores del colesterol (estatinas), policosanol y otras fibras solubles, ezetimiba, gemfibrozil, hacer ejercicio, etc.

Para la diabetes

- Control estricto de peso.
- Control estricto de composición corporal con índice de masa corporal y porcentaje de grasa corporal.
- Hemoglobina glicosilada.
- Insulina basal.
- Control de síndrome metabólico.

De nuevo las medidas específicas son técnicamente complicadas pero, en general, requieren de dietas especializadas y regímenes de ejercicio hechos a la medida de cada persona, además de uso de medicamentos que reviertan la resistencia a la insulina como la metformina y las tiazolidinedionas, y uso de suplementos específicos como el ácido Alfa-Lipoico, cromo, biotina, vanadio, etc.

Para la osteoporosis

- Se diagnostica comparando los índices de mineralización ósea con los de una persona joven a través de los T-scores que se obtienen de la densitometría.
- Niveles de calcio.
- Niveles de vitamina D.
- Y en algunos casos medición de actividad paratifoidea.
- Niveles hormonales de estrógenos, testosterona, hormona de crecimiento, DHEA y progesterona.

La mayor parte de los casos de osteopenia (pérdida discreta de minerales en los huesos) se puede tratar con dieta, ejercicio, con suplementos de ciertos minerales como calcio, magnesio, manganeso, boro, zinc y cobre. Hay que usar terapia de reemplazo hormonal de ser necesario. Asimismo se debe evitar fumar, consumir refrescos de cola y café.

En este tema he tenido un número importante de pacientes con inicios de osteopenia, precursora de la osteoporosis con sus peligrosas consecuencias, en la mayor parte de los casos los afectados han entendido la urgencia de desechar sus malos hábitos como fumar o consumir refrescos de cola, esto, aunado a controlar su peso, a comer más frutas y verduras frescas y, a tomar los minerales que necesitan, ha conducido a una reversión de la osteopenia y a evaporar el fantasma de la osteoporosis.

Para las demencias

- Examen neurológico completo.
- Medición específica de capacidades cognoscitivas.
- Evaluación neuropsicológica de ser necesario.

- Diagnosticar declinación cognoscitiva leve (Mild Cognitive Impairment, MCI)

La declinación cognoscitiva leve (MCI) es un deterioro neuronal mínimo, una falla tan ligera que hasta hace pocos años pasaba desapercibida. Actualmente se puede diagnosticar con una prueba específica sencilla y, la gran importancia de detectarla, radica en que señala la probabilidad de deterioros mayores a futuro, como la enfermedad de Alzheimer y otras demencias seniles, con la gran diferencia de que el MCI puede ser interceptado a tiempo. La declinación cognoscitiva leve se puede tratar mediante el uso de suplementos específicos como la fosfatidil-serina, fosfatidil-colina, acetil-L-carnitina, gynko biloba, vinpocetina, huperzina A, piracetam, hidergina, etc.

Para los riesgos de cáncer

- Historia familiar.
- Marcadores específicos de tumores en caso de sospecha.

Los riesgos son considerablemente disminuidos mediante la recomendación de abundantes frutas y verduras frescas en la dieta cotidiana, añadiendo suplementos como el Indol-3-Carbinol y los licopenos.

Resulta muy comprensible que si buscamos calidad de vida en la vejez sea prácticamente obligatorio tener acceso a un control adecuado de riesgo de enfermedades degenerativas y se puede afirmar, en general, que esto es posible con educación, nutrición, ejercicio, suplementos alimenticios, reemplazo hormonal y medicamentos.

CAPÍTULO VIII

El factor emocional

La alegría de vivir después de los 50 años.
Preservando el optimismo, el entusiasmo y el interés

Hace algunos años, cuando todavía practicaba de tiempo completo la psiquiatría y la psicoterapia, ocurrieron dos coincidencias. La primera es que un colega médico internista me mandó a su suegra, una señora de 70 años que sufría una depresión severa, varios especialistas la habían tratado sin obtener resultados. La segunda es que en ese tiempo cayó en mis manos un artículo que hablaba de la efectividad del reemplazo hormonal en casos de depresión de personas mayores. Esto me llevó a ver los niveles hormonales de esta señora, que eran tratados de forma adecuada desde el punto de vista de estrógenos y progesterona por su ginecólogo, pero al examinar sus niveles de DHEA y de testosterona, los encontré deficientes, por lo que sugerí el uso de ambos, DHEA y testosterona en adición al antidepresivo tradicional que la mujer estaba tomando. El resultado fue asombroso en cuanto a recuperación y velocidad de ésta. La señora dejó su tristeza y sus episodios de llanto frecuentes y aceptó las invitaciones que ya no aceptaba de sus hijos y amistades para salir a cenar o al cine. Su estado de ánimo era irreconocible por su buen sentido del humor, dos de sus hijos me comentaron que así era su mamá 15 o 20 años atrás.

En el aspecto emocional del envejecimiento tenemos de nuevo prácticamente la misma opción que la delineada en el capítulo I, es decir, dejar que el tiempo pase sin prepararnos tomando un papel pasivo y quedar atenidos al capricho de nuestros genes y a las vicisitudes del paso del tiempo, o bien, tomar un papel activo y adoptar medidas de estilo de vida sana, sobre todo en cuanto a alimentación y hábitos de ejercicio entre otras.

En el aspecto emocional la decisión de envejecer bien es crucial ya que no sólo nos motiva enormemente para adoptar las medidas adecuadas desde el punto de vista físico, sino también nos permite enfocarnos en la satisfacción y hasta alegría que se deriva de tomar un camino difícil y cumplirlo.

Es indudable que se puede hacer un círculo vicioso entre el proceso de envejecimiento y las condiciones emocionales adversas, es decir estas últimas, sobre todo en forma de estrés pueden contribuir a acelerar el proceso de envejecimiento por su impacto sobre el cuerpo físico. Por ejemplo: aumentos grandes de cortisol producto de estrés nos pueden conducir a una fatiga adrenal y acelerar el proceso de decrepitud. Por otro lado el proceso de envejecimiento mismo es de por sí estresante. De este modo uno va reforzando al otro estableciéndose un círculo vicioso difícil de remontar.

La medicina moderna tiende a clasificar los factores de enfermedad en físicos y emocionales. En el caso de las enfermedades psicosomáticas estos factores están revueltos. El criterio dual que divide los factores físicos de los factores emocionales desestima que en nuestras vivencias rara vez pensamos en esta clasificación. Resulta pues difícil pensar en algo puramente físico sin influencias o repercusiones emocionales y viceversa. Lo primero que hay que evitar en estas consideraciones es la tentación de caer en clasificar algo metiéndolo en la vieja polaridad de físico o emocional. Es un hecho que funcionamos como unidades y, como tal, hay que considerar nuestra salud y nuestra enfermedad. Con esto no estamos negando la existencia de factores predominantemente físicos o predominantemente emocionales, lo que estamos afirmando es que al final nuestra vivencia, que puede ser de salud y alegría o de enfermedad y pesar, está compuesta de ambos factores mezclados de tal forma que resulta imposible separarlos.

Durante la vejez se presentan una serie de condiciones que de por sí se prestan para tener dificultades emocionales, algunas de estas condiciones pueden ser:

- La frecuente falta de rutinas laborales producto de la jubilación.
- La sensación de inutilidad.
- La limitación de recursos económicos por falta de ingresos remunerados.
- Las pérdidas de capacidades físicas.
- Las pérdidas de capacidades mentales.
- Los cambios en composición corporal. Aumento de grasa corporal y pérdida de masa muscular.
- La reducción en el placer sexual.
- Los roles familiares cambiantes.
- Las pérdidas de familiares y amigos.
- La soledad.
- El miedo a la muerte.
- El deterioro de auto imagen.
- El temor a la dependencia y la dependencia misma.
- El rechazo social.

Todas ellas son corregibles en algún grado y muchas son totalmente remediables. Lo único que se necesita es consciencia y capacidad de enfoque para llevarnos a una decisión que nos devuelva, dentro de lo posible, las riendas de nuestra vida.

Las condiciones mencionadas pueden producir una variedad de síntomas emocionales a los que les podríamos llamar la *Turbulencia Emocional de la Vejez*. Quizá el componente de tristeza y depresión sea el más frecuente de esta turbulencia, pero también son frecuentes la ansiedad, la preocupación, los temores infundados y algunos con fundamento, la inquietud, la irritabilidad y el insomnio.

Muchos de los factores causantes de la vejez también son disparadores de cambios emocionales, de este modo, por ejemplo, las bajas de niveles hormonales y la depresión tienen una relación indudable. En muchos casos el problema es complicado por la frecuente receta de antidepresivos sin tratar la causa de fondo, ya que ésta puede ser la falta de energía y de autoestima. A menudo el antidepresivo bloquea el deseo sexual causando otra sensación de pérdida reduciendo la calidad de vida. Lo anterior causa más depresión y frustración y se instala de este modo un círculo vicioso.

La frecuente sensación de inutilidad en la vejez es causada, en la mayor parte de los casos, por una jubilación prematura. Yo pienso que nadie se debe jubilar totalmente a menos que exista alguna enfermedad incapacitante. Mi experiencia en psicoterapia me comprueba la enorme importancia de sentirse útil y productivo. De aquí que la jubilación obligatoria en muchas empresas resulta contraproducente si la persona no encuentra otro medio de sentirse útil y productivo; recuerdo quejas que he recibido al respecto, sobre todo de parte de esposas de jubilados: "Ya no sé qué hacer con este hombre en la casa". "Se ha vuelto metiche e intenta supervisar hasta cómo hago las camas o a qué precios compro los productos en el súper". "Me duele verlo jugar solitario en la computadora todo el día". "Interfiere con mi vida cotidiana y a estas alturas se ha vuelto celoso y posesivo". La receta para remediar esto es simple, no hay que estar nunca sin hacer algo interesante y productivo, aunque sea sin remuneración económica. Siempre habrá causas sociales a las que se les puede dedicar tiempo y energía, y estoy seguro, que si se mantiene uno ocupado, no tiene tiempo para sentir lástima por uno mismo.

Las pérdidas de capacidades físicas y/o emocionales pueden ser mejoradas y superadas con las medidas preventivas mencionadas en el capítulo anterior. Con ellas se tendrá éxito contra el 90% de las causas de pérdidas físicas y/o emocionales.

La reacción negativa ante las pérdidas es remediable si cultivamos una buena relación con nuestra parte espiritual. En mi experiencia, las personas que perciben las pérdidas de manera devastadora y con enormes dificultades de recuperación y a veces sin lograr ésta, son aquellas que están totalmente desconectadas de la espiritualidad que nos enseña que, aun las dificultades más dolorosas de la vida nos dejan experiencias profundas y aprendizaje que facilita nuestro mejoramiento como seres humanos. La falta de espiritualidad nos impide ver que nuestras vidas están regidas por fuerzas inteligentes y trascendentes mucho más allá de la limitada capacidad de nuestra individualidad tan insignificante cuando la comparamos con la eternidad. Ante las pérdidas no debemos tener una sensación de que todo terminó, incluso frente a la muerte, nuestra espiritualidad nos debe consolar con la existencia de un más allá de esta vida física y con la certeza de que una relación jamás se pierde y que, como la energía, sólo se transforma.

Para aquellos que han vivido una vida separada de la espiritualidad resulta importante señalar que no se debe confundir la religiosidad con la espiritualidad; existen muchas personas que confunden la institución religiosa, cualquiera que ésta sea, con la esencia de la espiritualidad que no es otra cosa que ponernos en contacto con nuestra verdadera naturaleza y su contenido más preciado, el espíritu, en cuyo centro radica una chispa de la divinidad inmanente y eterna. Ante esta verdad cualquier pérdida, si bien podría producirnos un gran dolor contendría, en sí misma, el germen del renacimiento y la esperanza.

El cultivo de nuestra espiritualidad se puede hacer por dos vertientes principales que la humanidad ha usado por miles de años con resultados siempre positivos: La oración y la meditación. Son los dos caminos por los que, como dijo un maestro de Zen: *"Sería más difícil no atinarle al planeta tierra cuando pateamos el suelo, que no encontrar nuestra esencia espiritual"*.

Los roles familiares cambiantes se refieren fundamentalmente al hecho de que vamos perdiendo centralidad e importancia para nuestras familias. Nuestros hijos crecen, se van y forman sus propias familias que son, por la naturaleza misma de la vida, más importantes para ellos que sus padres (nosotros). Mucha gente tiene dificultad en aceptar esta verdad y lo que interfiere siempre es el pensamiento centrado en sí mismo que nos conduce a actitudes egoístas e intolerantes. Una vez más son las personas egocéntricas las que más sufren por estos cambios y otra vez, ante la dificultad, surge la oportunidad de cultivar una disminución de tamaño de nuestra propia importancia y un aumento en la importancia de los sentimientos e intereses de los demás. Otra forma de atenuar el impacto de los roles familiares cambiantes es el cultivo de nuevas relaciones satisfactorias que nos pueden llevar a formar otro grupo de amistades. También resulta gratificante hacernos de una variedad de intereses nuevos, situación que aparece con frecuencia ante un diagnóstico terminal; así vemos que personas que saben que tienen uno o dos años de vida buscan intereses variados, hacer lo que nunca hicieron y siempre se les antojó, o hacer cosas por los demás. Pero no hay porqué esperar a tener un diagnóstico de desahucio para emprender diferentes aficiones e intereses.

Varios estudios muestran una relación estrecha entre la variedad de contactos sociales e intereses de una persona y su capacidad para mantenerse joven emocionalmente, esto, en mi experiencia clínica, lo constato con frecuencia.

El deterioro de auto imagen se puede contrarrestar con muchas de las medidas ya mencionadas, pero en este punto es importante, como parte central de la auto imagen y de la autoestima, conservar una buena apariencia física y es aquí donde algunas de las medidas de la **Medicina del Control de la Edad** resultan eminentemente prácticas. La conservación del peso correcto y del índice de masa corporal, el bajo porcentaje de grasa corporal y la conservación de la masa muscular, resultan factores importantísimos para una adecuada apariencia y constitución física y, todos ellos se pueden alcanzar y conservar siguiendo las medidas de alimentación, suplementos, ejercicio y reemplazo hormonal propuestas en capítulos anteriores. Aquí viene al caso la pregunta de si es una buena opción la cirugía plástica. Las opiniones están muy divididas y, mientras que hay un grupo de personas que dicen que hay que corregir con cirugía plástica todo lo que sea corregible, hay otras que dicen que no hay nada como conservar la apariencia que el tiempo nos va dando. En mi opinión ambas corrientes resultan respetables y la autonomía de decisión de cada quien es el centro de ese respeto. **Sólo hay que recordar que conservar una apariencia física sin el respaldo de una buena sensación de energía, optimismo y bienestar no resulta de gran utilidad.**

El miedo a la muerte es tal vez la variable que mejor puede ser remediada por el contacto con la espiritualidad y la razón de ello es muy simple, la muerte únicamente existe como final para aquellos cuyo apego a lo físico y materialismo les impiden ver más allá; en cambio, para los seres en contacto con su espiritualidad, la eternidad resulta incuestionable y de este modo la muerte sólo constituye una forma de renacer.

Dado que los factores emocionales adversos son susceptibles de ser cambiados, parece ser que lo que tenemos que
hacer es tomar una decisión, esto es usar una de las armas
más poderosas de la mente humana: tomar el timón del barco
y escoger el destino al que nos dirigimos sin rodeos ni titubeos. Una vez tomada la decisión hay que renovarla con dos
o tres pequeños actos al día que se convertirán en más de mil
después de un año si los hacemos diario. La suma de estos
actos puede claramente cambiar nuestra vida y nuestra vejez,
y llevarnos a un periodo de plenitud y gozo.

CAPÍTULO IX

El papel de la sexualidad

Mejorando con la edad.
Los vínculos del gozo

A pesar de que han existido algunas investigaciones serias y profundas sobre sexualidad humana como el reporte Kinsey y el reporte Hite, muy pocas han estudiado a fondo el tema de la sexualidad durante los años dorados. Esta falta de información se presta a que florezcan muchas ideas falsas y a que se distorsionen otras. Por ejemplo, es una idea común y falsa que la sexualidad declina después de la menopausia, otra frecuente es que el interés por el sexo se pierde después de los 60. Estas falacias llevan a la gente a hacer bromas, aceptadas por la mayoría, como decir que un hombre que se interesa por el sexo después de los 60 es un "viejo rabo verde".

Existen muchos chistes y anécdotas que expresan el gran interés de las personas mayores por la sexualidad. En una investigación reciente de más de 3000 personas entre los 57 y los 85 años de vida, el 60% declaró tener una vida sexual activa.

De por sí, la sexualidad es un tema complejo en el que interactúan muchos factores pero para simplificarlos resulta útil dividirlos en factores físicos o del cuerpo y factores emocionales o del alma (psique). El sexo que se lleva a cabo de manera puramente corporal y sin el respaldo de una relación, sin ser derogatorio, sería un sexo más parecido al instintivo de los animales. Cuando por otro lado existe una relación entre los seres humanos que participan en el acto sexual empiezan a aparecer vínculos cuya naturaleza pertenece a nuestra alma y que pueden variar desde ligeros como una atracción y simpatía, hasta intensos como los lazos amorosos profundos, según la extensión y tiempo de la relación.

La sexualidad en todas las edades varía en calidad, colocando en el punto más bajo a la sexualidad puramente corporal y en el más alto a aquella que resulta de la expresión de amor entre pareja. Algunas personas refutan el punto anterior diciendo que el sexo es más *rico* con una extraña atractiva que con una esposa fea o deteriorada, y esto si bien tiene algún mérito, estaría confundiendo la intensidad de la sensación física y la novedad con la profundidad de una expresión de cercanía entre dos seres humanos. En la vejez esta variable sigue siendo la más importante, es decir, la calidad de la sexualidad va en función con la profundidad y funcionalidad de la relación entre la pareja.

Los factores más frecuentemente citados como obstáculos a la sexualidad por las personas mayores son:

• La falta de deseo.
• Problemas de salud.

La falta de deseo proviene de una gama amplia de razones que varía desde problemas de funcionalidad como la disfunción eréctil o la falta de lubricación, pasando por niveles bajos de hormonas, hasta variaciones individuales de interés por el sexo. En este último renglón, puedo decir que el interés sexual varia enormemente de persona a persona casi del mismo modo que la estatura de cada quien, es decir, hay personas bajitas, medianas y altas, y hay sexualidades intensas, medianas y bajas sin que la edad tenga relación alguna con ello.

La función eréctil en el hombre declina después de los 45 años como lo muestra claramente el Massachussets Male Study, hecho en más de 1800 hombres de más de 45 años, revelando una incidencia de 51% de disfunción eréctil. Por fortuna en la actualidad existen medicinas para tratar esta disfunción en la mayor parte de los casos, aunque no en todos. La disfunción eréctil obedece a múltiples causas, desde enfermedades como la diabetes o bajos niveles de testosterona hasta causas emocionales como temor a fallar, etc. Es indudable que cada caso individual necesita ser diagnosticado para tomar las medidas adecuadas y precisas.

La falta de deseo es un poco más frecuente aunque no exclusiva de la mujer y, como en el caso de la disfunción eréctil, también obedece a muchas causas, quizá una de las más comunes sea el dolor que se experimenta con la falta de lubricación o el que proviene de una capa de recubrimiento vaginal adelgazada por la falta de estrógenos después de la menopausia. En todo caso es frecuente detectar bajos niveles de DHEA, estrógenos y testosterona en mujeres mayores carentes de deseo.

La baja de deseo con frecuencia resulta de un efecto colateral indeseable de algunos medicamentos y es notable el caso de los antidepresivos y de algunos agentes reductores de presión arterial pero existen muchos más. También en el caso de la falta de deseo es importante diagnosticar el problema para tratarlo adecuadamente.

Es frecuente ver que una pérdida de interés en la sexualidad proviene cuando las personas sienten que han perdido atractivo físico. Es muy importante que la pareja tenga la capacidad de comunicación necesaria para aclarar si existe una disminución de atractivo o se trata sólo de un temor de la pareja, situación que también es usual. La cantidad de gente que se siente avergonzada de su físico excede en número a la cantidad que en realidad deja de gustarle a su pareja. Lo anterior se debe a que el detrimento de atractivos físicos es a menudo compensado por la profundización de la relación a través del tiempo, de este modo las parejas siguen atrayéndose entre sí, a pesar de haber perdido algo de belleza. Pero aquí es importante señalar que:

- Podemos reducir nuestra pérdida de atractivo físico al mínimo con alimentación adecuada y ejercicio y sobre todo con reemplazo hormonal a niveles más juveniles.
- También es importante quitar las falsas ideas de que la sexualidad resulta fuera de tiempo o que ya no debe ser.
- Es importante tener un intercambio abierto, claro y sincero de comunicación entre pareja.
- Hay que explorar, durante la relación amorosa, los diferentes gustos y preferencias de cada uno para evitar inseguridades y titubeos.
- Es recomendable usar un tiempo más prolongado de juego erótico previo a la penetración con la finalidad doble de dar más tiempo a que la mujer lubrique y a que el hombre consolide una erección adecuada.
- Para casos de falta de lubricación se recomienda el uso de lubricantes con base acuosa y para la atrofia del epitelio vaginal postmenopausia se recomienda el uso de cremas vaginales con estrógenos.
- También resulta recomendable que las relaciones sexuales sean frecuentes, ya que la elasticidad vaginal se incrementa con relaciones sexuales regulares. Si no se han tenido relaciones durante alguna temporada se puede requerir de tiempo para recuperar la elasticidad vaginal.

- Combatir problemas de salud: Los pacientes cardiacos tienen temores al esfuerzo involucrado en la sexualidad, también los hombres convalecientes de cirugía prostática tienen inseguridad de su desempeño y esto los lleva a fallar con frecuencia.

Lo cierto es que con la edad existe una cierta declinación en la frecuencia de las relaciones sexuales, pero no necesariamente en la intensidad de éstas, ya que el deseo puede ser igual de intenso con una menor periodicidad. Como dice una paciente mía: *"Hay que dejar que se junten las ganas"*.

La función sexual si bien puede estar ligeramente disminuida en términos de mayor duración para lograr una erección firme o una lubricación adecuada, siempre puede ser mejorada restaurando niveles saludables de hormonas.

Los problemas médicos que interfieren con la sexualidad deben ser explorados a fondo y lo mismo hay que hacer con los psicológicos. Para lograr esto es importante saber cuáles son los problemas frecuentes tanto médicos como psicológicos:

- Cualquier problema médico que interfiere con el nivel de energía de una persona y la hace sentir cansada a tempranas horas del día constituye un obstáculo para la sexualidad saludable. En esta categoría caen el Síndrome de fatiga crónica y la fibromialgia.
- La diabetes con sus complicaciones en nervios periféricos causan interferencia con la función eréctil y, por lo tanto, es importante descartarla en pacientes con este problema.
- Los pacientes cardiacos pueden experimentar temor ante el esfuerzo y necesitan ser reconfortados por sus médicos con sinceridad y paciencia.
- La hipertensión y los medicamentos antihipertensivos pueden afectar la función eréctil.
- Existen problemas neurológicos diversos que también afectan.

- Las intervenciones quirúrgicas producen una disminución en el deseo sexual que se puede prolongar varios meses. Es importante saber que si el deseo sexual no ha regresado a los dos o tres meses se deben medir niveles hormonales y corregir cualquier deficiencia.
- Los cambios post-menopaúsicos, como lo mencionamos antes, no deben reducir el deseo sexual, pero sí pueden interferir con la funcionalidad por atrofia o adelgazamiento del recubrimiento vaginal y/o por falta de lubricación óptima.
- Cualquier enfermedad lo suficientemente seria como para afectar el estado general puede tener repercusiones sobre la esfera sexual.
- El proceso de envejecimiento no es una enfermedad y es conveniente que las personas tengan presente esto.
- La depresión puede producir falta de interés en la sexualidad y peor aún cuando se trata con antidepresivos, la mayoría de los cuales interfiere con el deseo y, cuando se juntan la falta de interés con la falta de libido, la sexualidad puede desaparecer.

Otro estudio reciente mostró que después de los 60 años, 50% de las mujeres y 40% de los hombres continúan teniendo una vida sexual activa. Esto puede deberse al hecho de que el rol femenino requiere de menor evidencia y actividad, mientras que el masculino resulta al revés. ¿¿¿Acaso lo anterior querrá decir que el 10% de las mujeres de arriba de 60 años tiene una vida sexual activa con hombres más jóvenes???

Otra consigna que circula es que a los 20 años, el 90% de los hombres pueden tener sexo cuatro o cinco veces a la semana, mientras que a los 60 sólo conservan la capacidad de repetir la misma patética mentira, de este modo los hombres de 20 representan a la Torre Eiffel y a los 60 la Torre *inclinada* de Pisa.

La famosa generación de los "Baby Boomers" (aquellos que nacieron entre 1945 y 1960) entra en los 60 justo cuando las actitudes hacia el sexo cambian radicalmente y ahora, de acuerdo a un estudio reciente de las actitudes y prácticas sexuales de los norteamericanos de 45 años en adelante, los "Baby Boomers" están creando una segunda revolución sexual: una que puede cambiar para siempre el pensamiento tradicional acerca de la sexualidad y envejecimiento. Se trata de una revolución que afecta el espíritu y la actitud respecto de la sexualidad de los 50 en adelante y en el centro mismo de esta revolución está la idea de que la edad y sus problemas físicos deben ser objeto de tratamiento y superarse en lugar de ser aceptados como parte inevitable de envejecer.

Este nuevo estudio fue patrocinado por una de las revistas de mayor circulación en Estados Unidos, la American Association for Retired People (AARP). Esta investigación lleva seis años estructurándose y en 2004 se recopilaron los datos de 1682 adultos de ambos sexos de 45 años en adelante para medir actitudes y otros factores que afectan la sexualidad y la calidad de vida. Esta investigación representa los punto de vista y las revelaciones de tres cuartos de los 78 millones de "Baby Boomers" en Estados Unidos al día de hoy. Sus edades varían entre los 45 y los 60 o más años.

¿Y, qué es lo que ha cambiado en los últimos seis años? Muchísimo:

- La proporción de hombres que han probado medicamentos y hormonas para aumentar la potencia o función eréctil se ha duplicado.
- Con lo anterior ha cambiado la idea de que las mujeres mayores son felices con la idea de no tener sexo. Las mujeres han revelado ser entusiastas de que los maridos recuperen su antiguo ardor y parecen estar tan entusiasmadas o más que ellos con los medicamentos y otras medidas nuevas.
- Los "Baby Boomers" continúan desaprobando el sexo extra marital y también están de acuerdo con el hecho de que nuestra

cultura pone demasiado énfasis en el sexo. También sienten que el sexo es para todas las edades y no sólo para los jóvenes,

- La mayoría de las personas de arriba de 50 años no ve razón alguna por la que el sexo no debería ser disfrutado por solteros, divorciados y viudos.

- Otra de las costumbres sexuales que están sufriendo un cambio rápido es la de condimentar la vida sexual con ciertos matices que estaban prohibidos con anterioridad, por ejemplo: Hablar directo de cosas sexuales y eróticas con la pareja, el llamado sexo por teléfono con elementos eróticos o picantes, que también puede ocurrir por correo electrónico. Parece ser un hecho que el intercambio de mensajes y de e-mails eróticos está surgiendo con mayor intensidad y frecuencia. Otro ejemplo es que muchas personas confiesan haber tenido sexo con su pareja en lugares públicos, pero por contraste, en lo que se refiere a "swinging" (intercambio de parejas) o a tener sexo con otras parejas diferentes a la esposa o al esposo, los "Baby Boomers" prefieren lo tradicional.

- Las personas que no tienen pareja se suman más y más a la autosuficiencia de la masturbación, circunstancia que ha creado un aumento considerable en la incidencia de esta práctica, o en la admisión franca del que lo hace, mientras que antes era considerado vergonzoso y a veces inconfesable.

- Y mientras la mayor parte de las personas de este estudio (56%) reportan que una vida sexual satisfactoria es importante como parte de una buena calidad de vida, para la mayoría no es la prioridad número uno. El buen estado de ánimo, la buena salud y las relaciones cercanas con los demás sobre todo familiares y amigos, la seguridad financiera y desde luego una buena relación de pareja, con mucho exceden para ellos la importancia de la sexualidad.

- Los hombres ponen más valor en la sexualidad que las mujeres: 66% de los hombres contra 48% de las mujeres le ponen un valor central a la sexualidad. La cifra anterior es global de los

45 años en adelante, pero cambia cuando vemos la edad por sectores y, de este modo, en el sector de 45 a 49 las mujeres y los hombres casi empatan en conceder un valor igual a la sexualidad, sin embargo esto varía radicalmente en el grupo de edad de más de 60 años, aquí, el 62% de los hombres y sólo el 27% de las mujeres le dan un valor central a la vida sexual como parte de la calidad de vida.

- Tener una pareja tampoco es garantía de felicidad. El estudio señala que un tercio de las parejas opina que su vida sexual es desde "aburrida" hasta "horrible". Sólo dos tercios de las parejas señalan que su vida sexual varía desde "de algún modo satisfactoria" hasta "extremadamente satisfactoria" y dentro de todo parece que tener una relación medianamente satisfactoria es mejor que no tener pareja.

- Parece ser que la ternura y el romance siguen siendo el mejor elemento para llegar a una satisfacción sexual. Yo mismo, en la práctica clínica, no he visto mayor afrodisíaco que el buen trato y el elogio mutuo frecuente. Resulta fácil ver como una relación puede transformarse para bien con unas cuantas palabras positivas un par de veces al día. En el estudio resultó muy significativo que entre más *viejos* eran los hombres y las mujeres, eran más propensos a decir que su pareja los hace sentir importantes.

- Por último, el estudio parece poner de relieve la importancia de negociar y resolver de manera abierta los problemas sexuales causados por la edad, de hecho este último punto puede ser la llave para mejorar la relación. La psicóloga Helen Gurley Brown dice: "Cuando las personas mayores dicen que no pueden tener sexo porque tienen dolor de espalda o artritis, o cualquiera de las cosas que afectan nuestros cuerpos cuando envejecemos, yo creo que lo que realmente están haciendo es buscar excusas para no tener sexo. Cuando te importa la otra persona te las arreglas para encontrar toda clase de formas para expresar tu sensualidad".

Concluimos pues, que la cercanía y la calidad de una relación es el elemento primordial para tener una buena vida sexual y una vez más se crea un círculo virtuoso entre ambas, es decir: la sexualidad mejora y profundiza una relación y, a su vez, una relación de buen trato e intercambio amoroso intensifica la sexualidad y la vuelve plena.

CAPÍTULO X

Edad biológica vs. edad cronológica

El arte de envejecer

Hasta hace poco, tanto la gente en general como los médicos, acostumbraban usar la edad cronológica como única medida del proceso de envejecimiento. Investigaciones recientes concluyen que, en la mayor parte de los casos, la edad y el proceso de envejecimiento no siguen líneas paralelas y encontramos muchas personas funcionando biológicamente mucho mejor de lo que indicaría su edad cronológica y que parecen de diez o hasta de quince años menos. En contraste, hay otras en quienes la apariencia e indicadores de envejecimiento superan con mucho a la edad cronológica. Se trata de personas que teniendo por ejemplo 55 años, parecen, se comportan y tienen actitudes que representan 65 o 70 años.

Se parte del hecho establecido de que nuestra edad biológica está determinada por la edad de nuestro órgano más deteriorado. Esto es, no sirve de mucho tener 53 años cronológicos con un cerebro de 52, un páncreas de 52, unas glándulas suprarrenales de 50 y unos riñones de 51 si tenemos un corazón que, biológicamente, tiene 67 años. En ese punto, para toda consideración práctica la mala noticia es que, a pesar de la edad cronológica, para nosotros esta persona tiene la edad de su órgano más viejo (más deteriorado o desgastado) que, en este caso, serían los 67 años que es la edad biológica de su corazón.

Para entender esto mejor definimos el **envejecimiento** como la acumulación de cambios que a través del tiempo incrementan el riesgo de enfermar y morir. Estos cambios resultan del proceso del desarrollo de defectos genéticos, de tóxicos del medio ambiente, de enfermedades degenerativas y de la tendencia innata al deterioro que contienen todos los organismos.

Los cambios de envejecimiento coinciden con la declinación en la capacidad reproductiva y sus inicios se ubican alrededor de los 28 años iniciándose una declinación lenta que se acelera a partir de los 50.

Los procesos de declinación se clasifican por áreas de función en el cuerpo y cada una de estas áreas deterioradas recibe el nombre de **pausia** que implica una reducción de eficiencia y productividad. Quizá la más conocida es la menopausia, término que implica la reducción de la eficiencia de tener ciclos menstruales, rítmicos y regulares, (**menos** = menstruación; **pausia** = detención) pero de este modo existen una gran variedad de **pausias**, las más conocidas son:

- Menopausia: Pérdida de función de hormonas sexuales femeninas.
- Andropausia: Pérdida de función de hormonas sexuales masculinas.
- Timopausia: Disminución de la eficiencia del sistema inmunológico.
- Pinealpausia: Disminución de regulación de ritmos corporales y de capacidad antioxidante.
- Electropausia: Pérdida de eficacia de conducción neuronal.
- Tiroidopausia: Disminución de respuestas tiroideas.

- Adrenopausia: Disminución de capacidad de hormonas suprarrenales.
- Osteopausia: Pérdida de solidez y funcionalidad de la estructura ósea.
- Sarcopausia: Disminución de masa y fuerza muscular.
- Pancreopausia: Disminución de eficiencia para procesar carbohidratos adecuadamente.
- Somatopausia: Disminución de la eficiencia regenerativa de la hormona de crecimiento o somatomedina.
- Cardiopausia: Disminución de la eficiencia del corazón y vasos sanguíneos para una óptima circulación de sangre.

El médico especialista en **Medicina del Control de la Edad** se entrena en la detección de las **pausias** y su grado de intensidad para tratar de revertirlas consiguiendo que el deterioro y el desgaste se retarden y no resulten en incrementos de riesgo de enfermedad y muerte, sino en datos positivos de calidad de vida como:

- Bienestar.
- Energía.
- Entusiasmo.
- Optimismo.
- Fuerza muscular.
- Confianza en sí mismo.
- Capacidad de independencia y autonomía.
- Integridad ósea.
- Funcionalidad sexual.
- Descanso y reparación durante el sueño.

Apenas hace cinco años se comenzaron a diseñar algoritmos en base a los indicadores de funcionamiento de cada órgano, logrando medir las edades biológicas de éstos para contrastarlos con la edad cronológica de la persona, obteniendo como resultado el algoritmo que arroja su edad biológica.

Enterarse de la edad biológica de nuestros órganos no sólo permite, como lo señalábamos antes, darnos cuenta de nuestra edad real, (tenemos la edad de nuestro órgano más viejo), sino también nos da la oportunidad de interferir con precisión y efectividad con todos los factores que estaban causando este envejecimiento localizado en cualquiera de nuestros órganos.

Resulta pues, de gran importancia, que una evaluación completa de nuestro estado físico, arroje datos de edades biológicas y no se concrete a juzgar nuestro estado a partir del simple y anticuado indicador de nuestra edad cronológica.

Veamos dos **pausias** tan conocidas que ameritan que revisemos sus características principales:

Menopausia femenina

- Afecta a todas las mujeres.
- Los síntomas empiezan abruptamente con frecuencia.
- Hay una dramática caída en nivel de estrógenos empezando en los 40 o 50 años junto con caída en niveles de progesterona y testosterona.
- Los niveles hormonales bajos resultan en cambios que pueden afectar seriamente la salud física y emocional.
- Dificultad para la excitación sexual.
- Resequedad vaginal.
- Vulnerabilidades cardiovasculares.
- Aumento de peso.
- Osteoporosis.
- Dificultades de claridad mental.
- Bochornos.

- Ansiedad.
- Crisis emocionales.
- Irritabilidad.
- Falta de elasticidad de la piel.
- Dolores diversos.
- Rigidez de articulaciones.
- Insomnio.
- Pérdida de capacidad reproductiva.

No todas las mujeres experimentan la menopausia de la misma manera, ni presentan todos los síntomas enumerados en la lista anterior, de tal forma que hay casos muy benignos y poco sintomáticos y otros llenos de dificultades con casi todos los síntomas y signos enumerados. Algunas veces en medio hay toda clase de combinaciones.

Menopausia masculina (andropausia)

- Inicio más sutil, afectando a muchos pero no a todos los hombres.
- Los síntomas se manifiestan lentamente a través de un periodo de más o menos 10 años.
- La reducción de testosterona se inicia desde los 30 remarcándose en los 40 y disminuyendo aún más en los 50.
- Dificultad para la excitación sexual.
- Erecciones menos firmes.
- Vulnerabilidades cardiovasculares.
- Aumento de peso.
- Osteoporosis.
- Dificultades de claridad mental.
- Fatiga.
- Depresión.
- Crisis emocionales.

- Irritabilidad.
- Ansiedad.
- Falta de elasticidad de la piel.
- Dolores diversos.
- Rigidez de articulaciones.
- Insomnio.
- Se mantiene la habilidad reproductiva por mantenerse la capacidad de producir espermatozoides.

De nuevo como en el caso de la menopausia, no todos los hombres experimentan la andropausia de la misma manera. Hay grandes variaciones de persona a persona.

Como en el caso de estas dos **pausias**, todas y cada una de las enumeradas en la lista tiene su cuadro característico; pienso que nombrar todos los síntomas y signos de cada una de ellas resultaría largo y tedioso. Baste señalar que para el médico entrenado, el conjunto de síntomas de cada una de ellas, junto con estudios de laboratorio y otros procedimientos de seguimiento, resultará fácil diagnosticarlas y, en la mayor parte de los casos, remediarlas.

CAPÍTULO XI

La evaluación en Medicina del Control de la Edad

Guía para enfrentar la edad.
Determinando dónde estamos

Lo primero que se hace en **Medicina del Control de la Edad** es partir del hecho de que envejecer no es una enfermedad, sino un proceso natural que puede ser manejado. Cierto que no se puede detener el reloj biológico y pueden salir a nuestro encuentro muchos retos mientras transitamos nuestro proceso de envejecimiento individual. El punto es cómo vivir esos años y cómo enfrentar esos retos. Con esto en mente se procede a una evaluación completa de la situación física de cada persona. Hay que enfatizar que **no** se trata de un "Check Up" convencional y rutinario para establecer recomendaciones igualmente rutinarias. Se trata de evaluar indicadores de edad y de deterioro de cada uno de nuestros aparatos y sistemas, sobre todo, de los más vulnerables.

En la evaluación inicial tratamos de combinar las mediciones más modernas y completas de laboratorio con pruebas en aparatos de vanguardia para establecer la edad de cada sector de nuestro cuerpo con particular interés en la composición corporal (porcentaje de músculo comparado contra porcentaje de grasa), el cerebro, el corazón, las glándulas de secreción interna con su niveles hormonales, el sistema músculo esquelético, el sistema inmunológico, el estado mental y la capacidad para enfrentar el estrés de la vida.

Con todo lo anterior vamos a diagnosticar, de manera integral, cada proceso de declinación de cada área del cuerpo, lo que representaría la edad biológica de cada órgano y sistema, dado que se persigue diseñar un programa a la medida de cada persona basado en una evaluación integral y completa antes de aplicar los cuatro fundamentos de la **Medicina del Control de la Edad** ya conocidos.

La secuencia de una evaluación sigue los siguientes pasos:

• Toma de muestras para los análisis de laboratorio.
• Integración del historial médico que debe ser hecho con cuidado ya que de ahí se derivarán los inicios de las líneas de tratamiento que estarán basadas en la individualidad de cada quien.
• Evaluación Inicial que consiste en una investigación completa de cada área de su cuerpo. Esta evaluación es personalizada y dura aproximadamente siete horas y comprende:

a) Evaluación de composición corporal.
b) Valoración de estado de mineralización ósea.
c) Pruebas de fuerza muscular.
d) Determinación de flexibilidad y amplitud de movimientos.
e) Examen de agilidad y equilibrio.
f) Determinación del estado de los vasos sanguíneos.
g) Evaluación de nivel de estrés y resistencia a éste.
h) Evaluación especializada de habilidades cognoscitivas (atención, memoria, capacidad de aprendizaje, velocidad de procesamiento, etc.).

i) Determinación del grado de funcionamiento de los principales órganos.

j) Examen médico general.

Una vez reunidos todos estos datos cada paciente tiene una sesión con su médico en donde es informado, en detalle, acerca de cada una de sus variables fisiológicas, desde luego enfatizando aquellas en donde se encuentran debilidades o disfunciones. A todo lo anterior se llega después de un balance minucioso entre historial médico con análisis de estilo de vida y antecedentes. En esta cita el paciente podrá aclarar todas sus dudas.

Concluido el resumen de hallazgos se procede al diseño de un programa personalizado que es presentado al paciente para su aprobación.

En esta sección resulta muy importante que el paciente entienda claramente el fundamento de cada una de las medidas incluidas en el tratamiento. Aquí también se le debe advertir de efectos colaterales y/o riesgos, si existen, para que él, asesorado por su médico, tome una decisión informada. El programa debe de incluir objetivos a corto y largo plazo.

En la misma junta el médico discutirá con el paciente sus hábitos de ejercicio actuales y sugerirá cambios dependiendo de los objetivos de su programa personalizado. En este tiempo podrá aprender que uno de los peores enemigos de la buena salud es la vida sedentaria para la que no estamos diseñados de origen.

El nutriólogo comentará con el paciente sus hábitos alimenticios actuales y sugerirá cambios dependiendo de los objetivos que él haya fijado con el médico. Aprenderá cómo los hábitos nutricionales correctos son una de las mejores armas para promover la salud y el vigor.

En la mayor parte de los casos frenar los factores de envejecimiento hasta lo mínimo posible, junto con tomar el control de los riesgos de las enfermedades degenerativas en cada caso lleva aproximadamente un año. Desde luego no se necesita un año para empezar a experimentar los beneficios, pero lo que sí es importante señalar es que existen muchos cambios que deben ser hechos con lentitud y firmeza evitando alteraciones bruscas, es por esto que el primer año de tratamiento resulta de gran importancia.

Una vez hechos los ajustes del primer año, un buen programa de **Medicina del Control de la Edad**, contempla evaluaciones semestrales para vigilar tanto la correcta progresión del programa, como la posible aparición de otros factores de cuidado, de tal forma que, diagnósticos tempranos, permitan adelantarse a cualquier eventualidad. Desde luego en cada evaluación semestral se deberán hacer los procedimientos y diagnósticos necesarios, pruebas de laboratorio, etc., para tener un panorama completo.

A pesar de que cada programa es diseñado a la medida exacta de las necesidades y objetivos de cada persona, el objetivo final es disfrutar de una calidad de vida llena de salud, vigor, energía y optimismo. Lo que se quiere decir con esto es que todos los programas son diferentes y, al mismo tiempo, iguales en su último objetivo.

El objetivo final sólo se logra como producto de una relación de confianza, transparencia y comunicación entre el médico y sus pacientes. Esto es, el paciente y el médico son socios en la mutua aspiración de una vida de gran calidad para envejecer en excelentes condiciones. Se trata pues de una sociedad sanadora y promotora de beneficios tangibles a corto y largo plazo. En esta sociedad, cada socio tiene derechos y obligaciones y como en la mayor parte de las sociedades el acceso a los derechos proviene del cumplimiento de las obligaciones.

Quizá éste es el párrafo más importante de toda la descripción. Se trata del cumplimiento del paciente con el programa. Dado que los programas requieren de cambios de estilo de vida que necesitan determinación, constancia y disciplina, el paciente se tiene que hacer la pregunta seria de qué tanta energía personal está dispuesto a invertir para cumplir sus objetivos y, ante esta pregunta la única respuesta compatible con el éxito del tratamiento es el compromiso total para seguir con el programa acordado en la evaluación inicial. Aquí recalco que las recomendaciones de la evaluación inicial son hechas de mutuo acuerdo tomando siempre en cuenta factores de factibilidad. Pero una vez acordadas, el médico deberá dar por hecho que el programa está siendo razonablemente cumplido. Reitero: **el cumplimiento del paciente con el programa es el requisito esencial para su éxito.**

CAPÍTULO XII

Preguntas frecuentes

¿Cómo envejecer saludablemente?
Despejando mitos e inquietudes

¿Por qué **Medicina del Control de la Edad** y no otros médicos o clínicas anti-edad?

Básicamente por cuatro razones:

1. La primera es que no se hace un chequeo médico rutinario, sino está orientado a marcadores específicos de la edad, a evitar el deterioro y la enfermedad y a producir incrementos sustanciales de vitalidad y energía.

2. La segunda es que las clínicas anti-edad promueven logros difíciles de probar como regresar la edad cronológica a etapas muy anteriores o como aumentar la longevidad. **La Medicina del Control de la Edad** sólo asegura vitalidad y salud en la segunda etapa de la vida y considera anti-natural el concepto *antiage* o antiedad. De este modo no genera expectativas imposibles y se mantiene con una estricta ética de sinceridad y credibilidad.

3. La tercera razón es que **la Medicina del Control de la Edad** combina el acercamiento médico con un acercamiento educativo que permite que el tratamiento esté basado en la comprensión clara del problema y en la convicción que sólo puede venir de la claridad de entendimiento. Éste es el único medio de asegurar el cumplimiento del paciente.

4. La cuarta razón es que no se ingresa a un programa médico impersonal tipo hospital, sino que cada programa es individualizado para adecuarse a las necesidades y objetivos de cada paciente y esto se logra mediante un trato amistoso, cálido y dirigido a formar una sólida relación con el paciente que se convierta en una sociedad entre el paciente y sus médicos, sociedad dirigida al cumplimiento exitoso de los objetivos fijados de inicio.

¿En qué consiste un programa de **Medicina de Control de la Edad**?

El programa es el conjunto de medidas cuyo objetivo es disminuir el ritmo de los mecanismos de envejecimiento en la proporción que se determinó en la evaluación inicial. A esto se le añaden medidas para disminuir la edad biológica de los órganos que biológicamente se encuentren envejecidos, más allá de la edad cronológica de la persona. Por último, se añaden medidas específicas para contrarrestar y controlar los riesgos de enfermedades degenerativas. Todas las medidas implementadas son modificables en:

a) Alimentación y suplementos.
b) Ejercicio físico.
c) Reemplazo hormonal.

¿Se trata de un programa para hombres y mujeres?

Sí, ciertamente ambos sexos están sujetos a los mismos deterioros y bajas hormonales aunque hay que considerar que éstas ocurren a diferentes edades y a diferentes ritmos en las mujeres que en los hombres. De todas maneras la consideración de las diferencias es parte del diseño de los programas de tratamiento.

¿Cuánto tiempo dura un tratamiento?

La regla general es permanecer en un programa mientras se desee salud y vigor óptimos. El primer año se usa para lograr los objetivos de frenar los mecanismos de envejecimiento, revertir edades biológicas, reemplazar deficiencias y controlar los riesgos de enfermedades degenerativas. Del segundo año en adelante el programa sólo busca mantener el mayor tiempo posible los logros del primer año.

¿Cuánto cuesta?

Existen grandes variaciones en cuanto a costo y, en general puedo decir que no son baratos. Desde luego este renglón es relativo en el sentido de que si esperamos a envejecer y tener una o más enfermedades degenerativas, el costo del tratamiento será mucho más elevado que el costo de los programas de **Medicina del Control de la Edad**. También hay que tomar en cuenta que muchas medidas como hacer ejercicio, comer sanamente, y otras que pertenecen a nuestro estilo de vida como dejar de fumar, evitar bebidas gaseosas, etc. (expuestas todas ellas en el contenido de este libro), no tienen costo alguno en dinero y sólo requieren esfuerzo de cambio.

¿Cuánto tiempo se necesita para que un programa produzca resultados?

Esto varía con cada individuo, algunos experimentan resultados a los pocos días o semanas. En la mayor parte de los casos se parece más a experimentar los resultados de un programa de ejercicios es decir, se puede sentir uno mucho mejor entre tres y seis meses después de iniciada la terapia hormonal. Con frecuencia las personas reportan beneficios tales como incremento y mejoría de su vida sexual, energía, fuerza muscular, elasticidad y tono de piel, memoria, atención, calidad de sueño, buen humor y, sobre todo, sensación de bienestar. La parte correctiva del programa es de un año, pero no se necesitan 365 días para obtener resultados. Pasado el primer año, las medidas son esencialmente de mantenimiento.

¿A qué edad debe una persona empezar con un Programa de Manejo de la Edad?

La evaluación inicial se recomienda a partir de los 35 años en adelante. Individuos de menos de 35 años que encuentran dificultades de desarrollo y otra sintomatología son también candidatos. Nunca es demasiado temprano para cualquier adulto para empezar con un programa de suplementos alimenticios, pero ciertamente es difícil que una persona que tenga 35 años o menos necesite de optimización hormonal, sin embargo, si sus niveles están disminuidos puede iniciar el reemplazo.

¿Está alguien demasiado viejo para empezar?

La edad no debe constituir una barrera. Mucha gente considera que arriba de 60 años es demasiado tarde, todo lo contrario. Los adultos mayores son más propensos a tener menores niveles hormonales y, por lo tanto, la respuesta a la optimización hormonal y a la suplementación es por regla general excelente y casi inmediata.

Además la intervención a estas edades puede reducir los avances de ciertas enfermedades como la osteoporosis y la enfermedad de Alzheimer. Se espera un menor resultado si estas enfermedades están avanzadas.

¿Qué pasa si detengo el tratamiento?

Como en general el programa se dirige a mejorar la salud, vitalidad y vigor, si se decide detenerlo, el proceso de envejecimiento no se acelerará, sino que el cuerpo empezará a envejecer siguiendo el tiempo común y corriente. El programa es muy parecido a uno de ejercicio para mantenerse en buenas condiciones. En ese caso si el programa se detiene los beneficios se desvanecen con el tiempo pero de todas maneras se está mejor por haber participado activamente ya que el nivel de base será más alto. Las terapias hormonales mejoran su fisiología y calidad general de vida. Si usted las detiene, los beneficios se desvanecerán con el tiempo y, sin embargo, aún así se estará en mejor condición.

¿En qué consiste la optimización hormonal y cómo opera?

La optimización hormonal es la ciencia de llevar a las hormonas a niveles que dejan de ser producidos por el cuerpo que declina. Esta declinación empieza al terminar la edad reproductiva y hace muchos años ésta coincidía con el final de nuestras vidas; sin embargo, actualmente, el final se prolonga dos o tres décadas más allá de nuestra declinación reproductiva y todos estos años no tienen porqué estar sujetos al deterioro, enfermedad y malestar. Las anteriores dificultades pueden ser vistas como producto de la disminución de niveles hormonales (sustancias que nuestros cuerpos produjeron en abundancia con anterioridad). Recuperar y mantener las funciones metabólicas y hormonales dentro del rango alto de la normalidad le dan a las personas mejor oportunidad para una vida sana y vigorosa.

¿Qué tan seguro es el reemplazo hormonal?

El uso de hormonas bioidénticas permite deshacernos de muchos de los temores que existían antiguamente y es que el reemplazo hormonal ocurría en las mujeres con estrógenos no bioidénticos derivados de la orina de yeguas preñadas, tampoco el uso inicial de testosterona ocurrió con testosterona bioidéntica, sino con una molécula parecida llamada metiltestosterona. Las hormonas bioidénticas de uso actual son mucho más seguras y libres de efectos colaterales.

Por otro lado el uso de testosterona en los hombres de más de 50 años se ha asociado con la hipertrofia de la próstata y con niveles aumentados de antígeno prostático y es, por esto mismo, que se hace un monitoreo cuidadoso durante el seguimiento de cualquier paciente en terapia con testosterona. Estudios recientes prueban también que el cáncer de próstata puede estar asociado a niveles altos de estrógenos más que a niveles altos de testosterona. De hecho se encuentra elevada la incidencia de cáncer prostático en pacientes con bajos niveles de testosterona.

¿Es posible y seguro usar terapia de reemplazo con testosterona en pacientes que han tenido cáncer de próstata?

Sí, estudios recientes por expertos de la Universidad de Harvard, nos dejan ver que el reemplazo hormonal con testosterona no es riesgoso en pacientes que han tenido cáncer de próstata, siempre y cuando el cáncer se encuentre en remisión y el tejido prostático haya sido removido en su mayor parte.

¿Existen riesgos de salud por el uso de reemplazos hormonales para mujeres?

La **Medicina del Control de la Edad** sólo recomienda hormonas en dosis fundamentadas en la evidencia de la evaluación inicial. La mayor parte de las mujeres de más de 35 años necesitan alguna forma de apoyo hormonal. Esto se aplica a las mujeres premenopáusicas y a aquellas que han alcanzado la menopausia. A partir de la evaluación inicial se determinan exactamente cuáles niveles están disminuidos.

La menopausia es parte del proceso normal de envejecer, pero ciertamente resulta en una condición de deficiencia hormonal. Para recuperar y mantener la salud óptima es importante suplementar (no reemplazar) las hormonas disminuidas con productos naturales y bioidénticos mientras esto sea posible. En algunos casos es posible recuperar niveles hormonales mediante el uso de precursores hormonales y no de la hormona misma. Esto no siempre es posible. Las hormonas bioidénticas son naturales y casi idénticas a las que usted produce, mientras que las hormonas artificiales no son naturales al cuerpo humano y con frecuencia resultan tóxicas.

¿Existen riesgos de salud por el uso de reemplazos hormonales para hombres?

Además de las consideraciones previas mencionadas en el caso de suplementación hormonal para mujeres, en los hombres existe el riesgo de hiperplasia prostática benigna e incluso el riesgo de cáncer prostático, sin embargo estudios recientes indican que la hipertrofia prostática no sucede si se hace un seguimiento cuidadoso, y que el cáncer de próstata ocurre más comúnmente en hombres con deficiencias de testosterona más que con aumentos de ésta. Desde luego es el aumento de dihidrotestosterona el más identificado en los casos de cáncer de próstata, pero la conversión de testosterona en dihidrotestosterona es suscepti-ble de ser bloqueada con medicamentos en pacientes en los que se determine un nivel alto de esta hormona.

¿Existen riesgos para el uso de hormona de crecimiento humano?

A pesar de que la mayor parte de los estudios sostienen de ma-nera abrumadora que la hormona del crecimiento es totalmente segura existen, como en todas las áreas de la ciencia médica, algunos datos conflictivos que confunden el tema. Esto es verdad porque la compleja estructura del cuerpo humano y su fisiología se prestan a excepciones y, por otro lado, la medicina no es una ciencia exacta.

Ciertamente los temores de que la hormona de crecimien-to promueve el crecimiento anormal de ciertos tumores resulta improbable a la luz de que en el caso de la acromegalia, en don-de los niveles de hormona de crecimiento están aumentados muchas veces por arriba del nivel normal, las personas que la padecen no tienen una incidencia mayor a la población general de tumores tanto benignos como malignos. Sin embargo ciertos diagnósticos específicos no permiten el uso de hormona de cre-cimiento por la posibilidad de exacerbar la enfermedad.

Estas contraindicaciones a su uso incluyen:

- La presencia de un tumor canceroso.
- Diabetes fuera de control.
- Ciertas enfermedades pulmonares como el enfisema, la sar-coidosis, la pneumoconiosis, la bronquiolitis obliterante o la es-clerosis sistémica.

Su medico debe ser informado acerca de si alguna vez ha sido usted diagnosticado con cualquiera de estos problemas médicos, antes de usar la hormona de crecimiento.

¿La hormona de crecimiento tiene que ser inyectada forzosamente o existe alguna alternativa?

La hormona de crecimiento tiene que ser siempre inyectada ya que cuando se toma por vía oral se descompone en simples aminoácidos o pequeñas cadenas de proteínas. La inyección es la única forma efectiva para obtener sus beneficios. No existen formas orales, nasales, sublinguales o transdérmicas de hormona de crecimiento (incluyendo secretagogos o precursores). Estas formas alternativas de administración son promocionadas sobre todo a través de Internet. Todas ellas constituyen formas de engaño al público ya que no tienen ningún beneficio demostrable.

La inyección de hormona de crecimiento, por requerir de agujas sumamente delgadas y pequeñas, resulta muy poco incómoda para el usuario.

¿Cuántas pastillas tomaré diariamente?

Eso depende de las necesidades individuales tanto médicas como hormonales y nutricionales de cada quien. Desde luego los médicos especialistas también tomarán en consideración su nivel de comodidad individual para ingerir pastillas.

¿Interferirá el tratamiento de **Medicina del Control de la Edad** con otros tratamientos médicos iniciados con anterioridad?

Generalmente no, pero en algunos casos los medicamentos de tratamientos previos pueden ser, de hecho, reducidos o descontinuados por ser innecesarios, los especialistas considerarán todos estos puntos y muchos de ellos trabajarán de cerca con sus médicos si usted así lo decide.

¿Adoptar el programa de **Medicina del Control de la Edad** implicaría que el especialista en este tipo de medicina se haría cargo de mi de ahí en adelante y tendría que dejar de ver a mis médicos de cabecera?

Por supuesto que no, **la Medicina del Control de la Edad** es un programa de bienestar, la mayor parte de los especialistas que conozco en Estados Unidos están más que dispuestos a comunicarse con su equipo médico habitual. En México la especialidad apenas se inicia pero, al menos en teoría, los médicos debemos estar en disposición de trabajar en colaboración con otros médicos.

¿Por qué la **Medicina del Control de la Edad** y no cirugía plástica?

Aquí, la respuesta va más encaminada a que la cirugía plástica no debe reemplazar programas de **Medicina del Control de la Edad**, sino complementarlos. Es decir, se trata de una relación expresada con "además de" y no "en lugar de"; pensamos que es mucho mejor funcionar bien en forma total y no sólo en apariencia externa la cual, sino es apoyada por una mejoría interna, se desvanece en poco tiempo. Los programas contemplan una "cirugía plástica interna" que en caso de que el paciente así lo requiera puede completarse con los trabajos deseados de cirugía plástica externa.

¿Existe alguna clínica de **Medicina del Control de la Edad** en México?

Hasta el momento, sí bien existen en la República Mexicana un buen número de médicos especializados en medicina anti-Age (antienvejecimiento), la clínica que dirijo es la única especializada en **Medicina del Control de la Edad**.

Conclusiones

La primera y más importante conclusión es, quizá, que resulta urgente difundir al público que ya tenemos la capacidad de decidir si nos renovamos y vivimos una vida plena de energía, fuerza, vitalidad, sexualidad y autosuficiencia o nos dejamos marchitar, debilitar, perder autoestima y, sobre todo, ser dependientes de los demás.

Ya podemos decidir cómo envejecer, porque los mecanismos de envejecimiento ya han sido descritos por los gerontólogos y ya es conocido el modo de cómo interceptarlos y frenarlos. Los adelantos médicos recientes ponen estas medidas a nuestro alcance.

Usando **Medicina del Control de la Edad**, podemos envejecer con fuerza y vitalidad, asumiendo nuestra responsabilidad por el buen estado de nuestros cuerpos y por nuestra claridad mental y optimismo.

Existen ya pautas para alimentarnos adecuadamente y hacer valer la frase de Hipócrates (Padre de La Medicina): *"Dejen que la comida sea su mejor medicina"* y además podemos suplementar nuestra dieta con los nutrientes necesarios para combatir deficiencias y abatir así los índices de enfermedad y mortalidad.

Es urgente combatir la creencia de que las personas mayores deben de ser sedentarias. Hay que practicar con entusiasmo ejercicio cardiovascular, de resistencia y de elasticidad, de preferencia bajo la guía de un instructor o preparador físico en un gimnasio que tenga todas las facilidades.

Es muy importante volvernos conscientes de que la modulación hormonal con controles adecuados y uso de hormonas bioidénticas puede ser la solución para prevenir pérdidas físicas importantes y aún para evitar enfermedades mortales y salvar nuestra vida. El reemplazo hormonal es una realidad tangible, con miles de casos para fundamentarlo y resultados visibles en unas cuantas semanas.

También recordemos que el control de riesgo del más de 90% de las enfermedades degenerativas es ahora una realidad y las medidas para contener estas dolorosas dificultades son relativamente simples. Todas las personas deben conocer esta posibilidad para tomar los pasos necesarios y protegerse.

También debemos estar al tanto de que no podemos quedarnos pasivos ante la invasión de pesimismo, sentimientos de inutilidad, depresión y pérdida de autoestima. Ser mayor de 50 o 60 años no debe ser una fuente de apatía, pasividad y desinterés; tenemos que estar alertas en contra de las emociones negativas y conocer los modos de combatirlas para mantenernos alegres, risueños y optimistas. Asimismo, debemos esforzarnos por tener neuronas funcionales y jóvenes, manteniendo nuestras capacidades de atención, concentración, aprendizaje y velocidad. Nuestras capacidades mentales deben ser preservadas con ejercicio mental adecuado de la misma forma que el ejercicio físico preserva nuestra masa muscular y nos mantiene fuertes.

Hay que olvidarnos de que las personas mayores ya no están interesadas en la sexualidad. Tenemos que saber que una sexualidad vibrante y plena no sólo es factible, sino es capaz de llenar un gran sector de nuestras vidas con una sensación de satisfacción y creciente autoestima. La sexualidad debe permanecer en nuestras vidas hasta los 80 y más allá y, si la hemos perdido, podemos recuperarla.

También es importante saber que el viejo indicador consistente en la edad cronológica debe perder su trono de supremacía controlando nuestras vidas como si un número, 68 o 75, fuera más poderoso que nosotros. Debemos saber que ahora existe otra manera de medir que se llama edad biológica que, a diferencia de la edad cronológica que pesa sobre nosotros como un monolito de una tonelada, puede ser manejada y revertida. Ante esta verdad poco importa si se tienen 80 años de edad siempre y cuando la persona se sienta y funcione como si tuviera 50.

Por último, resulta indispensable que reconozcamos que en el acervo de conocimientos de la medicina moderna existen ya alternativas diferentes a conformarnos con un check up médico de rutina con todas sus carencias y falta de información. Debemos saber cómo estamos envejeciendo y las proporciones de cada mecanismo que opera en nuestro caso personal, al saber esto, nos tienen que dar las formas de combatir estos mecanismos e informar en nuestra evaluación personal acerca de las edades biológicas de nuestros principales órganos y cómo echar atrás el reloj de estas edades.

Todo esto nos lleva al principio del libro y a la que quizá sea la respuesta más importante que debemos buscar activamente, que es:

¡¿Cómo queremos vivir de los 45 o 50 años en adelante!?

Glosario

Acromegalia: es una enfermedad endocrina debida a un exceso de producción de hormona de crecimiento (GH), que determina un aumento desproporcionado del tamaño de las extremidades, dolores de cabeza y articulares, y alteración de las proporciones faciales por aumento de las partes óseas.

Benfotiamina: es un derivado de la vitamina B1 que se metaboliza en el organismo después de ser absorbida rápida y completamente por el tracto digestivo.

Bronquiolitis obliterante: es un cuadro en el cual se desarrolla una inflamación de los bronquiolos pulmonares y que causa una obstrucción lentamente progresiva de los mismos, dificultando el pasaje del aire.

Carnitina: el **4-trimetilamino-3-hidroxibutirato** (conocida también como **L-carnitina** o **levocarnitina**, debido a que en estado natural es un estereoisómero *L*), a veces confundida con el ácido fólico (vitamina B_{11}), es un nutriente sintetizado en el hígado, riñones y cerebro a partir de dos aminoácidos esenciales, la lisina y la metionina. La carnitina es responsable del transporte de ácidos grasos al interior de las mitocondrias, orgánulos celulares encargadas de la producción de energía.

Carnosina (beta-alanil-L-histidina): es un dipéptido aminoácido de la beta-alanina y la histidina. Está altamente concentrada en los tejidos biológicos de los músculos y del cerebro.

Citokinas: son pequeños polipéptidos con actividad hormonal que son sintetizadas y excretadas por numerosas células (linfocitos, monocitos, fibroblastos, células endoteliales, etc.).

Dihidrotestosterona (DHT): se forma por una reducción 5-alfa de la testosterona. A diferencia de la testosterona, la DHT no puede ser aromatizada a estradiol por lo que la DHT es considerada un esteroide androgénico puro.

Fibrinógeno: es una proteína soluble del plasma sanguíneo precursor de la fibrina, su longitud es de 46 nm, su peso 340 kDa.

Glutatión: es un tripéptido constituido por tres aminoácidos: glicina, cisteína y ácido glutámico. Es 2-amino-5-{[2-[(carboximetil)amino]-1-(mercaptometil)-2-oxoetil]amino}-5-ácido oxopentanoico, una ɣ-glutamilcisteinilglicina. Es un antioxidante intracelular para lo cual usa el grupo tiol de la cisteína como agente reductor.

Ácidos grasos Trans o grasas Trans (en inglés *trans fat acids*, TFA): son un tipo de ácido graso insaturado que se encuentra principalmente en alimentos industrializados que han sido sometidos a hidrogenación como la margarina o al horneado como los pasteles entre otros.

Homocisteína: es un compuesto químico con la fórmula $HSCH_2CH_2CH(NH_2)CO_2H$. Es un homólogo del natural aminoácido cisteína, difiriendo en que su cadena lateral contiene un metileno adicional, grupo ($-CH_2-$) antes del tiol grupo ($-SH$). Alternativamente, la homocisteína puede derivar de la metionina removiendo el grupo metil en la última terminal C^3.

Interleukinas: son moléculas pro-inflamatorias, es decir estimulantes de la inflamación, sobre todo la inflamación silenciosa. Se identifican por número y, hasta ahora, se han estudiado doce.

Leucotrienos (LT): son ácidos grasos derivados del metabolismo oxidativo del ácido araquidónico por la vía de la 5-lipooxigenasa.

Metiltestosterona: es una hormona masculina. Este medicamento se utiliza para tratar niveles bajos de testosterona en hombres. También se usa para tratar ciertos tipos de cáncer de mama en mujeres.

Pausias: cualquier enfermedad es causada por el envejecimiento, lo cual debilita órganos y sistemas conduciéndonos en último lugar hacia la muerte. A la edad de 30, una o más partes de nuestro cuerpo tendrán 40 años. E incluso hay personas que con 20 años pueden tener unos huesos de 30 años o un corazón de 40 o 50 años. Los fallos de estos órganos pueden denominarse pausias.

Polifenoles: son un grupo de sustancias químicas encontradas en plantas y caracterizadas por la presencia de más de un grupo fenol por molécula.

Prostaglandinas: son un conjunto de sustancias que pertenecen a los ácidos grasos de 20 carbonos (eicosanoides), que contienen un anillo ciclopentano y constituyen una familia de mediadores celulares, con efectos diversos, a menudo contrapuestos.

Resveratrol: es una fitoalexina presente en las uvas y en productos derivados como vino, mosto, etc., y en otros alimentos como las ostras, el maní y las nueces. Posee propiedades antioxidantes y anticancerígenas. Por tanto, los alimentos y bebidas que contienen esta sustancia se consideran como saludables o recomendables para la salud.

Sarcoidosis: (del griego sarx, que significa "carne") o enfermedad de Besnier-Boeck, es una enfermedad granulomatosa sistémica, de caracter autoinmune que afecta a todas las razas y fundamentalmente a adultos entre 20 y 40 años.

Secretagogos: son estimulantes de la producción de hormonas.

Síndrome del Túnel Carpiano: es una neuropatía periférica que ocurre cuando el nervio mediano, que abarca desde el antebrazo hasta la mano, se presiona o se atrapa dentro del Tunel Carpiano, a nivel de la muñeca.

Somatomedinas: son hormonas del sistema endocrino del organismo humano. Se han descrito dos tipos similares, con diferencias estructurales y funcionales, denominados IGFs (de sus siglas en inglés *insulin growth factors*):

- El **factor de crecimiento de tipo insulina tipo I** o
  IGF-I (también llamada somatomedina C).
- El **factor de crecimiento de tipo insulina tipo II** o
  IGF-II.

Trombohexanos: son eicosanoides derivados del ácido araquidónico; los eicosanoides son hormonas muy reactivas que derivan del ácido araquidónico y que incluyen a cuatro grandes clases, entre las que está el tromboxano (junto a las prostaglandinas (PG), las prostaciclinas (PGI), y los leucotrienos (LT)).

Bibliografía y lecturas recomendadas

1. Alter, Michael J., *The science of flexibility,* Human kinetics Publishers, Champaign, Ill, USA, 2004.

2. Braverman, Eric, *Younger you,* The McGraw Hill companies, New York, N.Y., USA, 2008.

3. De Grey, Aubrey, *Ending aging,* St. Martin's Griffin Press, New York, N.Y., USA, 2008.

4. Herthoghe, Thierry, *La solución hormonal,* Aguilar Editorial, México, 2003.

5. Klatz, Ronald, *Grow young with HGH,* Harper Collins Publisher, New York, NY, 1997.

6. Lichter, Edgard, *Textbook of bio-identical hormones,* Foundation for anti-aging Research L.L.C., New York, N.Y., USA, 2007.

7. Morgentaler, Abraham, *Testosterone for life,* The McGraw Hill companies, New York, N.Y., USA, 2008.

8. Ozner, Michael, *The Miami mediterranean diet,* Benbella Books, Dallas, Tx., USA, 2009.

9. Pierpaoli, Walter, *The melatonin miracle,* Pocket Books, New York, N.Y., USA, 1996.

10. Roizen, F. Michael & Mehmet, C., *You staying young,* Free Press, New York, N.Y., USA, 2007.

11. Sears, Barry, *Una semana en La Zona,* Ediciones Urano, México, 2003.

12. Shabsigh, Ridwan, *Sensacional sex in seven easy steps,* Prodale Books, New York, N.Y., USA, 2007.

13. Shippen, Eugene, *The testosterone syndrome,* M. Evans and Company, Inc., New York, N.Y., USA, 1996.

14. Somers, Suzanne, *Breakhtrough: eight steps to wellness,* Crown Books Publisher, New York, N.Y., USA, 2008.

15. Wharton Phil and Jim, *The Wharton's stretch Book,* Times Books, Random House, New York, N.Y., USA, 1996.

Datos de contacto

Clínica Médica Neovitality
Ave. Paseo de la Reforma 2693 4° piso, cuerpo A.
Col. Lomas de Bezares
México, D.F. 11910
México
Tels: (55) 2591 8045 y (55) 5257 0152

www.neovitality.com.mx
serviciosalcliente@neovitality.com.mx